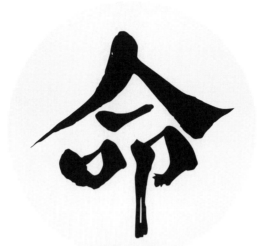

命についての本当の話

横浜総合病院院長
平元周 著

カナリアコミュニケーションズ

はじめに

長寿国家と言われるようになって久しい日本。

そこに住む私たちは、いつの間にか「なかなか死なないこと」に慣れて、命の尊さを忘れてしまっているのではないでしょうか。

これまでの医療は、命を延ばすにはどうしたらいいのかということに焦点を当てて進歩をしてきました。ところが今、実際に長寿社会になってみると、今度は命の尊さが軽んじられているように思えてなりません。

医師として長年働いていると、最後は人工呼吸器や胃ろうや経鼻のチューブにつながれて患者さんが亡くなる……、というような場面にも多く遭遇しています。

この患者さんは意識もないのにチューブにつながれて、延命をされたことは本当に幸せだったのだろうか。

延命治療を行うことは、患者さんの尊厳を損なうことにならなかっただろうか。

いつも自問自答しています。
命を尊いものとして扱うということは、
決して延命することばかりではないと思うのです。
むしろ、自然に任せて人間らしい死を迎えることこそ、
命の尊さを尊重することになるのではないだろうか。
そう考えることもあります。

日本も昔は、戦争があり、医学的に助けられない命もたくさんあり、
多くの人が亡くなっていた時代があります。
その頃の方が、人は大切に人生を生きていたように思えます。
しかし今、気づけば殺人や虐待死のニュースがあふれ、
長寿国のはずなのに命が粗末にされているように思えてなりません。
医療の現場では、本人にとって幸せかもわからない延命治療が行われ、
その一方では不条理に奪われていく命がある……。
私たちは今こそ「命」について深く考え、

「命」について本当の話をするべきなのではないでしょうか。
私自身は、医師となって40年、臓器移植にも関わってきて、
臓器提供してくださる方やそのご家族の想いにも触れてきました。
自分の命を、他の誰かに引き継ぐ。この想いの尊さは、
まさに命の尊さにつながっています。
脳死移植にさまざまな議論の余地があることは承知していますが、
命の尊さを考えるうえで貴重な経験をさせていただいているとも思っています。

今回、本書の執筆にあたって、「命」を中心とした医療のあるべき姿を改めて考えました。
その過程で自分を見つめ直してみると、「自分の育ってきた環境や経験」と
「自分のめざす医療のあり方」には深いつながりがあることを実感しました。
そこで、生い立ちをふり返りながら、
今、私が考えている「命についての本当の話」をはじめたいと思います。

目次

第3章 人間の命

第4章 人生のフィナーレと医師

第5章 これからの医療

第6章 横浜総合病院がめざすもの

第7章 医師をめざす人へ

第1章
利尻島時代

関西から利尻島に移住した両親

日本最北の街・稚内市から西へ約52㎞の日本海に浮かぶ島。それが、私の生まれ故郷である利尻島です。

自然の美しさにあふれた絶景の島で、漁業を中心に暮らす人々は情に厚く家族的。そう言えば聞こえはいいかもしれませんが、つまりはへき地の離れ島で、暮らしていくうえでの不便はさまざまにありました。

子どもの頃は、「どうして自分はこんな田舎に生まれたんだろう」と思っていました。大人になって年齢を重ねてきた今は、自分に自然豊かなふるさとがあるのは本当にありがたいことだとわかるのですが、当時は自分の可能性が限られてしまうような気がしていたのです。

私が利尻島で生まれたのは、そもそも関西にいた両親が昭和28年に利尻島にやってきたからです。お寺の住職をしていた父が転勤願を出して、利尻島に配属されたという形でした。

父は京都の舞鶴出身。丑年の生まれで次男だったのですが、「丑年の次男は長男を滅ぼす」という言い伝えが当時はあったため、子どもの頃に家を出されお寺に預けられたそうです。

かなりわんぱくだったらしく、体格もよかったので太平洋戦争の徴兵検査では甲種合格。戦況も厳しくなってきた頃、甲種合格者は本土決戦に備えて国内に残されたそうで、新潟県の高田中隊に所属して、ちょうど二十歳で終戦を迎えたそうです。

爆撃を受けるなど過酷な戦争の経験を通じて、父の人生の価値観がガラリと変わったのでしょう。立正大学と京都大学で仏教を学びながらも「もう僧侶にはならない」と決めたそうですが、ちょうど舞鶴のお寺で住職が戦死したので、そのお寺を任されてしまったということです。

母は、450年以上も続く丹波の古いお寺の娘でした。父親が早くに亡くなったので、女子の師範学校を出て小学校と中学校の教師をしていました。

ある時妹のお見合いに付き添って行ったら、おとなしい妹よりも活発な自分の方が見合い相手と話が合ってしまったと。その見合い相手が、父だったのです。こうして父は、見合い相手の姉であった母と結婚することになりました。

父は舞鶴のお寺で住職を務めながらも、戦争体験で変わった人生観と、先が見えているような安定感のある自分の状況とのギャップを、何とかしたいと考えていたのではないでしょうか。地域に留まるよりも別の世界を見てみたいと、転勤願を出しました。そこで提示されたのが、利尻島のお寺だったわけです。

昭和28年当時、舞鶴から縁もゆかりもない利尻島へ行くことは、かなり大きな決断だったと思います。まず大阪に出て、そこから列車と船を乗り継いで数日間かかったと言いますから。母も当時バレエをやっていたような、新しいことにチャレンジするフロンティア精神を持った人だったので、おそらく好奇心いっぱいでついてきたのだと思います。でも、行ってみたらお寺は掘っ立て小屋のようで、あまりにもひどい状態だったので、最初は後悔したようです。

漁業の島である利尻島は明治末からニシン景気に湧いており、両親が移住したその年にも海がニシンの大群で真っ白になり、港では手掴みでも獲れたというほどの大漁でした。ところが、翌年からピタリと獲れなくなり、島の景気は一気に悪化して大変な状況になってしまいました。

おそらく、大人たちは生活を支えるのに必死で、子どもを見守る余裕などなかったのだと思います。子どもたちをきちんと見ている大人もおらず、安全に遊ぶ場所もなく、馬車にはねられて死んだ子もいるという状況だったそうです。それを見るに見かねて、両親がお寺の本堂を使って「ルンビニー保育園」という保育園をつくりました。「親の会」もつくったと聞いているので、子どもだけではなく親たちの心のケアも行ったのだと思います。

この保育園は、離島にある保育園にもかかわらず旭川以北で最初の園だったこと、さらに私設の保育園として地域に支えられて運営されていたことなどが評価され、昭和37年、朝日新聞の「朝日明るい社会賞」を受賞しました。その後、昭和38年には、平成天皇の弟君である当時の義宮（現・常陸宮）さまが利尻島へお成りの際に、視察されたそうです。

こうして両親は利尻島に溶け込み、昭和29年に生まれた私に続いて弟、妹と、3人の子どもを利尻島の大自然の中で育て、亡くなるまでおよそ50年を過ごしました。

私はお寺の子であり、保育園の子であり、茶道・華道・書道の先生（母が教えていました）の子でした。ですからとにかく両親、特に母から、「よそのお子さんを教育する立場の家に生まれたのだから、恥ずかしくないように行動しなさい」と言われ続けたのが、イヤでしょうがありませんでした。

参考書などもたくさん買ってくれて、かなり教育には力を入れてくれましたが、反発する気持ちがありました。小学4年生ぐらいだったでしょうか、悪い点数のテストを隠していたのですが、母は自分の生徒たちからテストがあったことを聞いて「どうだったの？」と。あまりに私にうるさく聞いてくるため、思わず家を飛び出して、山の中に隠れていたことがありました。次第に周囲は暗くなってくるし、お腹もすいてくるし、結局は、夜遅くに家に戻ったのですが。

そんな両親でしたが、「お寺を継げ」とは一度も言いませんでした。自分の好きな道を生きろ、と。お寺に縛られることなく自由に将来を模索できたからこそ、医師という今の仕事に出会えたのだと思うと、両親の教育方針には本当に感謝しています。

スポーツと勉強と

じつは私は、仮死状態で産まれ、先天性股関節脱臼でした。利尻島には、産婆しかおらず整形外科の先生もいませんでしたので、オムツで強く巻いて固定するという原始的な処置で治したのですが、今も膝を抱え込んだ時に、膝が胸につかない状態です。

そんな状態でマット運動や跳び箱をやっても、うまくできません。しかし、北海道では雪深い時期の体育の授業は、体育館でマットや跳び箱ばかり。できないことで、運動がコンプレックスになりました。

ただ、足は比較的速かったのです。小学生の頃、昆虫採集で全国を回っている人がうちのお寺に泊まっていたので、私も影響されて蝶を集めようと、山で蝶を追いかけるようになりました。山で走り回るので、鍛えられて足が速くなったのです。

野球もやっていて、小学5年生の時にはプロ野球のスター選手だった王貞治さんの一本足打法を必死に真似ながら、毎日素振り。中学では一本足打法で打っていました。島内の大会では決勝まで進んだものの負けてしまいました。

一方、陸上部は人が集まらないので、他の部から部員を寄せ集めて大会などに出ていました。足が速かった私も８００ｍ走に選ばれて、9月の大会に向けて中学3年生の夏休みは猛烈にトレーニングをしました。本来ならば受験勉強をしなくてはならない頃、私は朝起きると山まで走って、学校に行って練習。何しろ、隣の中学校にすごく速い選手がいたのです。

全国でもトップレベルで、８００ｍを2分14秒で走る選手でした。大会本番、私は彼をただただ必死で追いかけました。すると、それまで2分23〜4秒だった私の記録も、なんと2分20秒7！　1位はその隣の中学の選手でしたが、私も2位に入って、1、2位共に町内大会新記録を出し、メダルをもらいました。

これで、「運動もやればできるんだ！」とコンプレックスを少しは解消できました。この経験が、自信というほどまではいかなくても、目的に向かって歩みを進めるために必要な、一つの分岐点になったのは確かです。


こうして受験勉強は出遅れたものの、「頑張ればできる！」という財産を得て高校受験へと向かいました。

利尻島は『へき地・離島特別学区』という制度が適用されており、北海道全土のどの高校でも受けることができたので、目指したのは道内一の進学校である札幌南高校。

しかし利尻島では情報も少なく、学校の先生も合格ラインがよくわからないといった状態でした。そのため、札幌まで北海道の学力コンクールを受けに行き、自分の成績のレベルを把握したりしていました。つまり、利尻島から札幌の高校へ行こうと思えば、そんな手間をかけなければならなかったということです。

もちろん、合格すれば下宿生活をすることになります。遠くの進学校を目指すことも、15歳で親元を離れることも、へき地でなければ経験することはありません。長男である私にその道を歩ませる母にとっても、ある意味でチャレンジだったと思います。

結果としてうまくいったので、弟も妹も私と同じように札幌南高校に進学しました。3人の子どもたちをみんな15歳で手放した両親は、いったいどんな想いだったでしょうか。私も親になってから想像してみると、寂しさもあったと思います。それでも利尻島から送り出してくれたことに、感謝の気持ちでいっぱいです。

学生運動よりも学生生活!

札幌南高校に入学し、まず陸上部に入りました。800mを2分14秒で走って、春の地区大会の一次予選を突破。つまり、中3の陸上大会から6秒ほども記録を縮めることができたのです。ですから、そのまま練習を続ければよかったのですが、学園紛争が起きて部活どころではなくなってしまいました。

ちょうど昭和45年、70年安保闘争の時で、札幌南高校でも「高校生に政治活動を禁止するな!」「定期試験をレポートにしろ!」と、学生運動が起こりました。6月23日、生徒大会でストライキが決議され、結局、学校は閉鎖されてしまいました。私はその時、田舎から出てきてまだ2か月ほどしか経っていなく、何もわからないままの新入生でした。それでも「自分たちはどう生きるか」「高校生でも社会に貢献するにはどうすればいいか」と、討論会で議論を闘わせました。

それは充実した時間だったと思いますが、ストライキから1週間ぐらいはみんなで盛り上がっていたものの、だんだん高揚感も落ち着いていきました。少しずつデモやストライキを行う生徒たちも減ってきたので、7月のはじめ頃に学校側は高校を夏休みにしてしまいました。

学校が再開したのは、8月11日。8月15日には全共闘系のヘルメットをかぶった高校生たちが校舎を占拠して、校長を軟禁しました。機動隊や私服警官が校内に入って来たので、生徒たちがみんなで輪をつくって過激な行動をした学生を逃がそうとして、もう大混乱です。

利尻島の片田舎で「先生は尊敬すべき存在」と教えられてきた私は、先生たちが生卵をぶつけられたり呼び捨てにされたりしているのを見て、本当にびっくりしました。学校が再開されたとはいえ、ゴミ箱からぼやが出るし、トイレの水が出しっぱなしで廊下が水浸しになるし、ひどい状態でした。

何とか次の年に新入生が入ってきましたが、生徒会活動は充分機能していませんでした。私は生物クラブの部長になっていたので、勧誘のために1年生のクラスを回りました。そして、希望をもって入学してきた新入生が、まともな学生生活を送れないということに違和感を感じたのです。

学生運動でどんなに政治的なことを真剣に考えても、まず高校に集う学生たちが充実した学生生活を送れないようでは意味がない。このままじゃダメだと思いました。誰かが生徒会長になって、機能していない生徒会を立て直さなければ……。

しかし、そんな考えを持っている学生は2、3年生にはいないようでした。それなら自分がやればいいのではないだろうか？　しかしいったい自分に何ができるのだろうか……。

そこで、自分で目標を決めました。

受験校なので、きちんと成績を取ることができたなら、自分が生徒会長に立候補しよう、と。2年生の6月の定期試験で、数学で100点を取ったうえでクラスで5番以内に入る。それが目標でした。必死で勉強した結果、数学100点をクリアし、クラスで2番。目標を達成したので、いよいよ立候補をする決意を固めました。

担任の先生にも利尻島の両親にも想いを伝え、一緒に生徒会活動をしてくれる仲間も集めて立候補し、幸いにも当選することができたのです。本来は生徒会長なんてガラではないので、まずは「当たり前のことを普通にやろう」と考えました。

学生運動は、やりたい人がやればいい。学生運動を否定するつもりはないけれど、せっかく希望をもって札幌南高校に入学してきた生徒たちは、高校生らしい学生生活を生き生きと過ごす権利がある。普通に部活に打ち込んだり、学園祭を楽しんだりできるような本来の高校の姿に戻そう。

当時は、学生運動に邁進する革マルや民青といったセクトがたくさんあって、私たちは彼らから、先生におとなしく従う「御用生徒会」と揶揄されました。しかし学校生活は、そういったセクトを形成している生徒たちのためだけのものではありません。すべての生徒のために何をすべきかを第一に考え、制服の自由化を学校側に認めてもらったり、学園祭を復活させて、多くの生徒から喜ばれたと思います。

生徒会長の任期は半年でした。ところが、次の選挙で会長に立候補する生徒がいっこうに現れてくれません。仕方なくもう半年、「生徒会長代行」として仕事を続けました。

結局、1年間、生徒会長を務めたことになるのですが、「代行」になっていた後半の任期中に、頭の骨にヒビが入って入院する事態になったのです。それは、高校2年の冬の体育の授業でのこと。得意なスキーの授業でしたが、横から直滑降で滑ってきた他の生徒と衝突し、気を失ってしまいました。

救急車で救急病院に運ばれたのですが、当時はCTなんてありません。「頭の中は何ともないです」と言われても、ひと晩吐き続けたので、翌日は脳外科に診てもらうことになりました。すると「骨にひびが入っています」と。2週間ほど入院することになり、ちょうど開催されていた札幌オリンピックを病院のベッドで見ることになりました。

入院騒動で勉強が遅れてしまったために、2年生と3年生の間の春休みは追いつくために必死で勉強したところ、3年生になってからの実力テストではかなり上位に食い込めるほど成績が上がりました。

そこで思ったのは、「これなら医学部受験も夢じゃない！」ということ。元々、医師になることが将来の希望でした。しかし医学部に進学するには成績が伴わなければならず、行きたいと言って行けるところではありません。成績が上がってはじめて、現実味を帯びてきたのです。

ところが、生徒会長の後継者を見つける、という問題が残っていました。周りが真剣に受験勉強をしている間、代行とはいえ実質は生徒会長の仕事をしながら、次に会長をやってくれる下級生を探してまわる。そんな毎日を繰り返すうち、8月の模擬試験では順位がガクンと落ちてしまい……。さすがに落胆しました。

何とか見つけた次の生徒会長が学園祭を開催するのを見て、「学生生活をここまで立て直すために、少しは貢献できただろう」と嬉しく思いながらも、いざ自分の将来がかかる受験勉強に目を転じれば、惨憺たる成績です。先生からも、「うちのような受験校で生徒会長なんかやっている奴は、ロクな大学には受からないぞ」と言われていました。

いや、そんなことはない！　生徒会長の務めを果たし、ちゃんと大学にも合格する姿を後輩たちに示したい！　そう思っても、秋の実力テストでは得意なはずの数学が、なんと24点。かなり精神的に追い詰められました。

そこから3か月ぐらいは、医学部に挑戦したいという想いで1日6時間ほど勉強漬けの毎日でした。そんな努力が功を奏したのか、成績もだんだん上がってきて、最終的には、医学部に出願することができました。

当時の国立大学は1期校と2期校の区分に分けられており、まずは1期校の北大を受験したのですが不合格。今でも悔やんでしまうのは、数学の解答を導く過程の計算式で、「36＋64」をなぜか「90」としてしまったこと。あんな小学生のような計算ミスさえしなければ……と考えることが、今でもあります。

北大の不合格を、3年間受け持ってくれた担任の先生に報告しに行ったら、「2期校の弘前大には、石にかじりついても受かってこい！　落ちたらお前の顔を見ないぞ」とまで言われてしまいました。

青森県の弘前は、私にとってまったく馴染みのない土地です。そこで、受験には父が付き添ってくれることになりました。受験の前日は、お寺の住職である父とたまたま鎌倉仏教の話をしました。法然が何を著したとか日蓮の題目は何だとか、そんな暗記事項のような知識を得るよりも、平安末期に末法思想が注目されて疫病が流行ったというような時代背景を、もっと考えなきゃいけないんじゃないかと。

父とそんな議論をした次の日。弘前大学の受験科目の一つの小論文で、「鎌倉仏教の流れについて800字で述べよ」という課題が出たのです！　驚きましたが、それも縁だったのかもしれません。おかげで弘前大学医学部には、無事に合格することができました。

医師になって地元に貢献したい

お寺に生まれ、医者の息子でも何でもない自分が、なぜそんなにも頑張って医学部を目指したのか。それは、やはり利尻島で育ってきたことと無関係ではないと思います。

幼い私をかわいがってくれた近所のおじいさんやおばあさんが、ある時、亡くなって遺影になってしまう。そして、その葬儀で父がお勤めをする。近しかった人がいなくなってしまう不思議を何度も体験しました。

そして小学校の4年生の頃、自分の墓の前に立つ自分の姿を夢で見たのです。自分は生きているのに墓があるという、とても奇妙な感覚。死というものを自分に引き寄せて感じたその経験が、その後の私の死生観の基礎をつくったような気がしています。

ただ、その時はまだ幼かったので死が怖くて、「神様、どうぞ死なないようにしてください！」と、毎晩布団の中で真剣に祈りました。どうすれば願いが神様にしっかり届くのだろうと子どもなりに考えて、「左の神さま、右の神さま、上の神さま、下の神さま」と四方に手を合わせて祈り、さらに「５００歳まで生きるようにしてください」「家族そろって死なないようにしてください」と、細かく注文をつけるようになる始末でした。

布団の中でもぞもぞしているところを、母に「何をやっているの？」と不審がられました。そこで、今度はトイレで祈ることにしました。

お寺のトイレは離れたところにあり、漆黒のような夜の暗闇の中を抜けて行く時にまた、死を身近に感じます。いざトイレに入って、「トイレの上の神さま、下の神さま、右の神さま、左の神さま」とやっていたら「トイレが長い！」と叱られたものです。

同じ家で育っても、弟や妹にはそのような「人の生死への想い」はなかったようなので、この感覚はお寺が育んだものとは言い切れません。ただ、無関係とも言えないと思います。

こうして人の生き死について敏感に育った私でしたが、中学3年生の時に、友だちと「将来は何になりたいか」という話をした時が、真面目に自分の未来について考えてみるきっかけとなりました。

数年前に骨肉腫で亡くなった同級生がいたことや、利尻島がへき地であるために医療格差があると感じていたことから、「医師」への想いが芽生えてきたのです。

やはり、この同級生の死にはショックを受けました。死が人を連れ去るのに、年齢は関係ない。どんなに若くても、寿命をまっとうしていなくても、死んでしまうことはあるのだと実感した出来事です。

また、医療格差は身をもって体験しました。中学で野球をやっていた時に、目にゴミが入って目をこすってしまったために、眼瞼縁炎になってしまったのです。まぶたに炎症が生じて、朝になって目が覚めても膿で目が開かない、お湯で膿を湿らせてから、やっと開くという状態でした。

利尻島には、今も当時も眼科医はいません。当時は島から舟で4～5時間かけて行く稚内に個人の眼科医院があったので、そこで診てもらいましたが、何と目の周りに赤チンを塗られてしまったのです。さすがにこれはないと思っても、他に医者がいないのでどうしようもありません。我慢をしながら稚内で治療を続けて2年ほどで、ある程度は改善してきたように思えました。

ところが3年目にまた悪化してきたために、思い切って札幌の市立病院を受診することになりました。すると、1週間程度入院をして抗生剤を点滴するだけで、すっかり治ったのです。

なんという医療格差でしょうか。

50㎞以上も離れた個人医院に2年以上も通い、目の周りに赤チンを塗られ続けてきた日々は何だったのか⁉

もちろん、稚内の先生も一生懸命に治療にあたってくれたのでしょうし、誰が悪いということではありません。ただ、場所によってこんなにも受けられる医療のレベルに違いがあるということをまざまざと思い知らされることとなり、複雑な心境でした。

それから私は、歯の治療でも痛い目に遭っています。

小学生の時に奥歯を2本、「これは乳歯だから」と抜かれたのですが、じつはそれは永久歯だったのです。あるべき位置に歯がないことで、他の歯がそのスペースにずれ込むように動いてしまい、全体的に歯の健康を損なうことになりました。自分の管理不足もありますが、やはり永久歯を抜かれたことは悔やまれます。

驚くことに、その2〜3年後に「ニセ歯科医、逮捕！」というニュースがあって、逮捕されたニセ歯科医師は私の永久歯を抜いた先生だったのです。へき地で、歯科医が不在だったため、歯科衛生士がうまく歯科医師に収まっていたというわけです。

とにかく、利尻島では十分な医療を受けることができない。その事実を痛いほど感じていました。僻地でもどこでも、しっかりとした医師が必要だということもわかっていました。

それで、中学3年でみんなと将来について語り合ったあの日から、私の進むべき道は「医師」であるという気持ちが芽生えたのだと思います。その時にはまだ、「医師とはいかにあるべきか」というような仕事に対する姿勢さえわかっていませんでしたが、人の命を助けたい、地域に貢献したい、という想いだけはハッキリしていたような気がします。

医師になるために大学の医学部に入るには、しっかりと勉強して難関試験に合格しなければなりません。しかし私は、小さい頃はテストを隠す、高校受験前は陸上に夢中になる、大学受験前は生徒会活動に力を入れる、など、成績もあまりよくなく、まわりに呆れられることもしばしばでした。

それでも最後に追い上げをみせて何とか医学部に進学できたのは、やはり利尻島への想いがあったからだと思います。

海風にさらされながら漁業に生きる人々。お寺を頼りにしてくれる檀家さんたち。近所のおじいさんやおばあさん。保育園や稽古事でわがやに集まってきていた子どもたち。それにもちろん、学校の先生や友だち、そして家族。

大切な人たちのもとで、健康を守る仕事ができたら……。そう考えていました。

ちょうど、地元の利尻富士町が「地元の道立病院に戻って働いてくれる将来の医師のために」と奨学金を出してくれることとなり、その第一号の奨学生に選ばれたため、卒業後は当然、利尻島に帰ってくるつもりで青森の弘前大学へ進学したのです。

利尻島に戻ることに、まったくためらいはありませんでした。ところが、北海道の赤字行政のために道立病院がどんどん立ち行かなくなり、利尻島の道立病院も私が卒業した直後に診療所に切り替わる方針になりました。そしていくら何でも若くして診療所勤務では気の毒だと思われたようで、「帰って来なくてもいい」ということになったのです。

自分としては残念でしたが、仕方ありません。

720万円ほどあった奨学金は、親の手前もあり、利子をつけて1千万円にしてお返ししました。そして利尻島に帰るという目標を転換し、首都圏で医師のキャリアを積むことになったのです。

私が大学を卒業して利尻島に戻ろうとしていたのは、もう35年も前のこと。その時に「何とかしたい」と思っていたへき地の医療格差は、いまだ解消されていません。

私が生まれた頃には2万人ほどだった島の人口は今や4500人程度になり、過疎化が進んでより大変な状況になっているとも言えます。

両親の法事などで利尻島に帰るたびに、島のみなさんから医療についての現況を耳にします。もっと専門医がいれば、もっとレベルの高い設備があれば、患者さんが亡くなることもなかったであろうに、という話も多く、歯がゆい気持ちになることが少なくありません。まだまだ医療格差はなくならないし、今後の対策も十分ではないのが現状です。


今の私は、横浜総合病院を引っ張っていく責任のある立場にあるとともに、ひとりの医師としても精一杯患者さんたちに向き合う日々です。でもいつか、横浜総合病院でできることを行い、しっかりと病院の理念をまわりに引き継いでもらうことができたなら、今も先進医療から取り残されている利尻島に戻りたい。そんな気持ちがいつもどこかにあるのも事実なのです。

第2章
医師をめざして〜現在

ラグビー部でチームプレイの精神を学ぶ

弘前大学医学部の入試では、小論文はうまくいったものの、じつは試験中に悪目立ちをしてしまいました。今でも大学側の入試問題のミスがニュースになることが時々ありますが、当時、試験を受けながら「この問題の解答って、あるのかな？　もしかして出題ミスじゃないのかな？」と考え込んでしまった問題があったのです。

昔から私は、気になると確認せずにはいられない性格。試験監督の先生に、「この問題の答えは、ないような気がします。ちゃんと答えはありますか？」と聞いてみました。すると、「そんなことは自分で考えなさい！」と怒られてしまったのです。

それでもありがたいことに、何とか入試をクリアして、弘前大学での医学生生活をはじめられることになりました。私は高校生の時にテレビでラグビーを見て興味を持ち、「よし、大学に入ったら絶対にラグビー部に入ろう！」と思っていたのです。ですからラグビー部がある医大を探して、北大と弘前大学を志望校に選びました。ラグビー部で志望校を決めるなんてふざけているようですが、本当の話です。

昭和48年4月。晴れて入学し、念願のラグビー部にも入部しました。すると特別顧問の教授に呼び出されたのです。

そこでびっくり！

なんとラグビー部の特別顧問は、私が入試で「この問題にちゃんと答えはありますか？」と聞いた試験監督の教授だったのです！　そして、「キミね、ぼくは長年試験監督をやっているけど、入試問題にケチをつけたのはキミがはじめてだよ」と笑いながら言われました。教授がラグビー部の先輩たちに「今年の入試で、試験問題にけちをつけた利尻島出身の生徒がいる」とぽろりと言ったところ、「そいつならラグビー部にいますよ」ということで、教授に呼ばれたというわけです。しかし、その教授はとても面倒見のいい先生で、その後は時々研究室に遊びに行かせてもらうようになり、卒業する時には「うちの研究室に来い」と誘っていただくようにまでなりました。

残念ながら、すっかり利尻島に帰るつもりでいた私は、丁重にお断りをしました。ただ、そんな風に教授とも親しくなれ、夢中で練習もし、ラグビーは私の大学生活にとって欠かせない大きな存在になっていたと思います。

ラグビーのチームプレイを表現するのに「One for all, All for one」という言葉がよく使われますが、これは「ひとりはみんなのために、みんなは勝利という一つの目的のために」という意味です。一人ひとりが自分の役割を果たしながら、ゴールに向かっていきます。この言葉の通り、私はラグビーで、チームプレイというものについて徹底的に学びました。ボールを前方にパスできないラグビーでは、みんながボールを持った選手の後ろを走ってパスをつないでいきます。ボールを持った選手は、後ろから仲間が来てくれていると信じて前に進んでいくわけです。誰かひとりでも走ることを放棄したら、そこに大きな穴が空いて攻撃力は落ちてしまうし、チームの壁は突破されてしまいます。「One for all, All for one」の精神で全員で頑張った結果、はじめて勝利がある。ラグビーは、仲間と信頼関係を築いていなければできないスポーツなのです。

それはそのまま、チーム医療の精神に通じています。医師は、看護師や放射線技師、検査技師、薬剤師、栄養士、ソーシャルワーカーといったまわりで支えてくれるスタッフがいなければ仕事ができません。患者さんたちから「先生、先生」と持ち上げてもらえるのは、みんなに助けてもらっているから。まさにチームで医療を実践しているからこそ、医師の仕事を認めてもらえるわけです。

それなのに、自分ひとりで治療にあたっていると勘違いしている医師も少なくありません。仲間であるスタッフたちに威圧的に接したり、仲間を信頼することができなければ、医療の質もおのずと落ちてしまいます。

医師は医療の中心になるべき存在ではありますが、やはり連携するスタッフたちそれぞれをプロとして尊重できる人格者でなければならないはずです。もちろん私にも医師としてまだまだ未熟な部分はあると自覚しています。

チーム医療には、仲間との絆が大切なのだと肝に銘じることができたのは、ラグビーのおかげだったと感じています。

学生時代は、へき地の先生を訪ねる旅へ

地元の奨学金を得ていた私は、へき地医療に携わる心づもりでいたので、実際にへき地で働いている先生たちの様子を知りたいと考えて、大学1年生が終わったあとの春休みに、寝袋を持って「へき地の先生を訪ねる旅」に出ました。

どこを回るかなど、あまり深く考えていませんでしたが、寝袋でも夜を過ごせる暖かい九州に行こうと考えました。行く当てはありませんでしたが、何となく「終着駅に着けば、へき地医療の先生に出会えるんじゃないか」とぼんやり思い、まずは北九州の小倉へ。ところが小倉は大工業地帯で、へき地とはかけ離れた場所でした。

そこでさらに西をめざし、今は廃線になった香月線という路線のまさに香月という終着駅に到着しました。交番を訪ねて「この辺りにへき地医療をやっているお医者さんはいませんか」と聞いてみました。

私は知らなかったのですが、ちょうど同じ時に運悪く、学生運動に身を投じていた弘前

大学の学生が、爆弾を持って逃走していたのです。

「ん？　弘前大学？　爆弾を持っているんじゃないだろうね？」と疑いをかけられて、荷物検査をされました。リュックと寝袋だけでウロウロと終着駅までやって来た私が、あまりにも怪しかったのかもしれません。しかし、素直に荷物を見せた代わりに、診療所を教えてもらうことができました。

そんなことで教えてもらった診療所にたどり着くことができたのは、夕方の6時頃でした。診察は終了しており、事務長さんだけが残っていました。そこは「いのちの平等」を掲げて地域の人々のための民主的な医療や介護の事業所を運営する「民医連」が運営する診療所でした。事務長さんと話していると「キミおもしろいね」と言われ、北九州にあった民医連の病院にも、わざわざ連れて行ってくれる親切ぶりでした。

ちなみにその日は病院の当直室で寝ることができました。

次の日からは、紹介された天草や徳之島、奄美大島にある民医連などの病院を訪ね歩く日々。身なりを整えることに気もまわらず、髪はボーボーに伸び放題の変な学生だったはずですが、みなさん泊めてくださったり在宅診療に連れて行ってくださったり、医学生に根気よく付き合ってくれたのをよく覚えています。

奄美大島で出会った先生には特にお世話になり、今でもお付き合いが続いています。この時は私のことをおもしろがってくれたからなのでしょうが、初対面なのに5日間も泊めてくださいました。

後に私が新婚旅行で鹿児島に行った時にも、当時は奄美大島の診療所にいらしたその先生の鹿児島の自宅に泊めていただきました。怪訝そうな顔で「先生とは親しいの？」と聞く妻に、「まあ、3～4回会ったことがあるかな」と答えたら、すっかり呆れられてしまったのですが。

ともかく、この春の「へき地の先生を訪ねる旅」はとても有意義なものでした。19日間で、自分でお金払って泊まったのは1日だけ。みなさん親切に泊めてくださっただけでなく、へき地医療に真摯に取り組む姿を惜しみなく見せてくれました。

ボランティアからの学び

学生時代には、他にも印象的な経験をいろいろと重ねていきました。

まず、2年生の春休みに行った障害児施設でのボランティア。舞鶴の叔父が肢体不自由児の施設の事務長を務めていたので、その施設を見に行きました。目に留まったのは、7歳の女の子。立つことができず、いつも横になっているその子に、上から話しかけても反応はありません。でも、私も一緒に横になって寝てみると話しかけてくるのです。

彼女は、お母さんが自分の心配ばかりしているので、弟があまり構ってもらえないんじゃないかと心配していました。弟がかわいそうだと。たった7歳の子がそんなことを言うわけです。私はこの子から、患者さんの同じ目線で話をすることの大切さを教えられました。ハンディを背負った子が周りのことを考えているという感動の一方で、現代では虐待されて亡くなった子の悲痛な訴えの手紙が報道されています。どんな小さな子どもでも、必死で生きようとして頑張っている命があることを決して忘れてはならないと思います。

また、現在は弘前市と合併している当時の岩木町にあった、重症心身障害児と筋ジストロフィーの子どもたちが暮らす施設にも、ラグビー部の先輩が勤務していたこともあってボランティアに行かせてもらっていました。冬はラグビーの練習もあまりできなかったので、ボランティアに打ち込むことができたのです。

ここでは、筋ジストロフィーの小さい子はすぐになついてくれましたが、中学生たちははじめの頃はまったく話をしてくれなくて、戸惑ったことを覚えています。おそらく、小さいうちは無邪気に甘えることができるけれど、そのうち「忙しいからちょっと待ってね」「少し我慢していてね」と繰り返し待たされることで、世話をしてくれるスタッフの人たちも忙しいから迷惑をかけてはいけないんだ、と思うようになってしまうのでしょう。

彼らは成長してまわりの様子を理解できるようになってくると、トイレに行きたいというような必要最小限のことしか言わなくなっていきます。だんだん筋肉が弱って来て、自分の体を思い通りに動かすことができない彼ら。不自由がたくさんあるはずなのに、遠慮しているのです。私は、何とか彼らが嫌な気持ちにならないような接し方で、彼らに心を開いてもらいたいと思いました。

何回か通って、たとえ反応が薄くても話しかけることを心がけていたら、ある時「大学を卒業しても、遊びに来てもいいかな」と聞いてみた時に、「いいよ！」とひとりの子が声を上げてくれました。このひと言が呼び水となったのか、他の中学生たちもそれまでの無口がウソのように話しはじめてくれたのです。このことは、とてもうれしかったですし、心を揺さぶられました。

本当はみんな、話したかったにちがいない。でもそれを抑え込んで、ただ気を遣いながらひっそりと施設で過ごしていたのかと思うと、「もっと言いたいことを言ってもいいんだよ」と伝えたくなります。そんな中、亡くなっていく子も何人か見送り、医学の限界を感じていました。

このような施設で働くスタッフのみなさんは、実際は仕事に追われて忙しく、どんなに患者さんたちに寄り添う気持ちを持っていたとしても、一人ひとりにじっくりと向き合う時間はないのでしょう。精一杯ケアをしても、１００％満足してもらうことは難しいし、患者さんたちもそれをわかっているのです。

だからこそ、医療だけではなく「人と人との触れ合い」も大切であること、そしてその部分で、ボランティアは大きな力を発揮できるのだと知りました。

このまま医者になっていいのか？

施設の現状に触れ、そこで暮らす子どもたちの様子を自分の目で見るようになって、苦しむ人たちの実態をもっと知るべきだと考えるようになった私は、5年生になると北海道難病団体連絡協議会の集まりにも参加させていただくようになりました。

難病団体連絡協議会というのは、複数の難病団体が加盟して、講演会や交流会を通してお互いを支え合い、日常生活や療養生活の改善を目指していく組織でした。

そうした活動の一端を知ると、やはり学生なりにいろいろと考えさせられることが多くなります。私は、このまま社会経験もないのに医師になっていいのかと自問自答しはじめました。

働くといっても、学生時代はアルバイト程度としてしか働いたことがありません。それなのに、医師免許を取る前の実習中から「先生」と呼ばれ、患者さんに「んーー、ストレスが原因でしょうね。少し仕事を減らしてみては？」なんてアドバイスをするのです。仕事のストレスがどんなものかもまだわからない、働き盛りの人たちにとって仕事を減らしたり休んだりするということが、どれほど大変なことなのか理解できているはずもない若い医者がです。

医学部を卒業して国家試験に合格すれば、医師になることはできます。しかしこのまま医師になって、人にアドバイスしてもいいのかな、と思いはじめました。自分は社会経験を積みたい。もっと難病団体の人たちと話して、活動のお手伝いをしたい。そう考えて、医学部も最終学年となった6年生の6月から休学することを決めました。卒業まで9か月を切ったそんな時期に、「すみません、ちょっと考えたいことがあるので、休学させてください」と言ってきた学生に、きっと大学側は呆れかえったことでしょう。

しかし、私は自分のやろうと思ったことは実行する主義でした。

上京し、全国難病団体連絡協議会の会長さんに紹介していただいた、生活保護を受給している透析患者さんのお宅に居候させてもらいました。へき地の先生を訪ねる旅の頃から、誰かの家に泊めてもらうなど、いつも人の善意に支えられていたと痛感します。

そこから、いよいよ東京での社会勉強の日々がはじまりました。大した仕事をこなしたわけではないのですが、東京都難病団体連絡協議会の誰もいない事務所に詰めて、問い合わせや相談の電話に対応しました。神保町の古いビルの、決して広くないスペース。そこが私の社会経験の場でした。

電話は、結構かかってきました。よくＮＨＫで、ニュースの前などの隙間時間にいろいろなお知らせを流していますが、そこで難病の方々への相談案内として協議会の電話番号が紹介されていたからです。

電話をかけてくるのは難病患者さんかその周りの人々なので、深刻な相談内容も少なくありません。ここでも「自分のような経験値の低い人間が対応していいのかな？」と思いながらも、とにかく丁寧に話を聞くことを心がけて、自分で対応しきれないことには「こちらにご相談したらどうですか」とご案内するようにしていました。

電話対応に慣れてくると、協議会から「この患者さんを訪ねてほしい」「この患者さんの話を聞いてきてほしい」と依頼されるようになり、東京から名古屋や大阪へとあちこち行くこともありました。

いろいろ見て歩きながら経験を増やしていく中で、ある患者さんに言われたことがあります。

「今の医者は、病気のことしか見ていない。患者は病気に対する不安ももちろん大きいけれど、自分が病気になってしまって家族は大丈夫なのか、仕事は大丈夫なのか、という病気以外の心配もたくさんある。しかし医者は、そんなことは考えてくれない。ましてや経済的な面まで考えてくれる医者なんていない……」。

さらにこの方は、私に、「体だけではなく心や経済的な面まで、本当に患者のことを考えられる医者になってください」と続けたのです。これは、非常に心に刺さりました。なるほど、WHO（世界保健機関）も健康を「肉体的にも、精神的にも、そして社会的にも、すべてが満たされた状態にあること」と定義づけています。医師はこの定義を忘れず、患者さんに向き合わなければならないのだということを、改めて教えていただいたのでした。

そして気づいたのです。「ああそうか、自分は医者にならなきゃいけないんだ」と。

社会経験を積むためとはいえ、こんな自由なことをしていられるのも、学生としての甘えだったのかもしれない。しっかり卒業して医者にならないと、期待に応えられないな、ということも痛感しました。

3か月ほどの休学で、回り道をしたのですが、結局夏が終わる頃に大学に戻り、卒業のためにいろいろなところを回って頭を下げました。

「すみません、偉そうなことを言って休学させていただきましたが、また考えが変わって何とか卒業したいと思っていますので、よろしくお願いします」と。

ちょうどカリキュラムは実習に入っていたので、掛け持ちで実習をさせていただき、何とか留年することなく卒業にこぎつけることができました。

前年はラグビー部のキャプテンだったので、ラグビー部の顧問の皮膚科の教授からは、「実習は適当でよいから、もっと部活に参加してくれ」と言われ、ラグビー部も頑張りました。昔はよい時代だったと思います。

患者さんに言われたあの言葉を聞いて以来ずっと、患者さんを病気という一面だけでなく、総合的に診療しようと心がけています。

脳外科への道

卒業の目途が立ってはいましたが、6年生の後半もバタバタと慌ただしく過ごしていたような気がします。

自分は利尻島に戻ることを決めていたことと、へき地で医療に携わろうと考えていたため、幅広く診療できる医者になりたいと思っていました。そこで、産婦人科、内科、外科、小児科、麻酔科などいろいろな科を回ることができる聖路加国際病院で学びたいと、受験することにしたわけです。

試験日は11月20日。しかし11月12日まで、東日本医科学生総合体育大会のラグビーの試合がありました。学生時代最後の試合は秩父宮でした。私が在籍した6年間で、弘前大学ラグビー部は優勝2回、2位が1回と3位が2回と、自分で言うのも何ですが、なかなかの成績です。最後の大会でも優勝をめざして、気を抜かずに真剣に走り抜きました。

結果は準決勝は6－3で敗れ、3位決定戦にまわり、3位で終わりました。

そして、大会後に迎えた11月20日。勉強などほとんどしていないし、どんな問題が出るかもわからない。何の対策もしないまま聖路加国際病院の試験に向かいました。想像以上に難しく、5択問題に鉛筆を転がしながら解答するような体たらくで、完全に落ちたと思いました。

あきらめて荷物をまとめ、発表だけ見て帰るつもりだったのに、筆記試験が通り、2次試験の面接に進めることになっていました。よく筆記試験を通過できたなと、今でも不思議なくらいです。

でも、とにかく先に進むことができ、第一希望を小児科にし、面接に臨みました。なぜ小児科を希望していたかというと、医者と教育者の両方の役割を担えたらいいなと思っていたからです。

人生これからという子どもの時に病気を患って、ハンデを背負っていく子どもたちがいる。そのハンデを生きるエネルギーに変えるためには、そこに教育者的役割をする人間が必要なのではないかと考えていました。そして、それができるのは治療においても子どもに寄り添う医師なのではないかと。また、当時は神経難病の障害児医療に携わってみたいという気持ちもありました。

面接では、いろいろなことを聞かれます。私は離島のへき地医療を見学して障害児医療施設でボランティアもし、難病医療に関わった経験もあるので、かなり興味を持ってもらえました。つい調子に乗ってしゃべっていたら、病院長が「キミ、うちの病院に来なさい！」と鶴のひと声。

それで「何科にですか？　私は小児科が希望ですが」と聞いたところ、「もう小児科は決まってしまったんだよ。外科も決まってしまったし」とのこと。「神経に興味があるのなら脳外科はどうだ」とまったく選択肢になかった脳外科を勧められて驚きました。それまで、考えたこともない脳外科です。とまどう私は、脳外科部長の先生と相談してみるように促され、とりあえず話を聞いてみることにしました。

聖路加国際病院の脳外科部長は、「神経に興味があるなら、数年ぐらい脳外科を経験するのもいいと思うよ。人生は思うようにいかないものだけど、損はしないんじゃないかな。君を採用するから、来ないなら辞退をする連絡をください」と言ってくれました。

両親や友人にも「脳外科の医者になるつもりではなかったんだけど」と相談してみました。母は、「せっかく脳外科を勧めてくださって採用してくれるというのなら、思い切ってやってみたら？」と言いますし、友人からは、「きっと医者が足りないから誰でもいいんだよ。とにかく誰かに来てほしくて、困っているんじゃない？」と言われました。

こうした周りの人たちの声に何となく納得してしまい、卒業後は聖路加国際病院でお世話になることに決めました。行ってみたら友だちの言う通りで、人手が足りていませんでした。

型破りなレジデント

昭和54年3月に弘前大学の医学部を卒業して4月から働きはじめたのはいいものの、じつは当時の医師国家試験は結果が出るのが5月だったため、本当に医師になれたのかどうかはわからない状況でした。

国家試験自体は、卒業後の4月上旬に実施されました。相変わらず試験勉強をギリギリまでやらない性格で、4月のはじめに過去問をやってみたところ、内科で6割も取れないことがわかってショックでした。それからは必死で内科の問題集に1日1冊ずつ取り組み、何とか合格をつかみ取ることができたのです。

国家試験に通らずに、5月になってから病院を辞めていく人もいます。現在は3月の上旬に試験があり発表が3月31日なのでそのようなことはありませんが、当時はせっかく働きはじめたのに辞めざるをえないという事態もありました。

今はすっかりセレブ向けの病院のようなイメージのある聖路加国際病院ですが、当時はもっと庶民的な病院でした。後に名誉院長として有名になった日野原重明先生が、月島や築地の裕福ではない層の人たちを、お金のことは後回しにしても、きちんと診療しようとしていました。

脳外科のレジデント（研修医）として入ったのは私ひとりで、上司は部長と医長の先生だけ。比較的自由に、思いどおりの診療を実践することができていたと思います。しかし、そんな私の型破りな働き方に、看護師たちは苦労していたようです。じつは妻が、聖路加時代に出会った外科病棟の主任看護師だったのですが、今でも「入ってきた時から自分勝手だったよね」と言われます。私は自分勝手なつもりではなく、ただ患者さんを優先にしていたつもりでしたが……。

たとえば患者さんの翌日の点滴や検査の指示は前日の15時までに出さなければ、看護師さんたちの方で受け付けてもらえない決まりになっていましたが、レジデントがひとりで忙しい私は時間までに出すことができないわけです。

それで仕方なく夜に指示を出すと、「先生、受けられません」と当直の看護師さんたちに言われてしまいます。私は「患者さんがどうなってもいいの？　一応、出すだけ出しておくから、あとは考えて」と任せておくと、やはり受けないわけにいかない。私自身も24時間いつでも病院にいましたから、やがていつ指示を出しても文句を言われないようになりました。

それから、当時は、一般の病室では人工呼吸器は使用してはいけないきまりだったのですが、必要だと判断した患者さんには使いました。それで看護師たちには「ケアが大変だ」とかなり文句を言われましたが、「ちゃんと自分が診ていて、何かあったらすぐ飛んでいくんだから別にいいじゃないか」と文句を封じ込めて、結局使えるようにしたこともあります。

確かに身勝手だったかもしれません。しかし、こうしたことはすべて、研修の1年目から「患者さんのために」という発想の中でやってきたことです。当時、聖路加看護大学を出て4年目の主任看護師だった妻は、看護師たちを守るために「あれは駄目です」「これも駄目です」とずいぶん私に意見をしてきました。かなり言い合いをしましたが、気が付けば数年後には、結婚していました。

当時の聖路加国際病院というところは、新米の医師が育つにはとてもいい病院だったと思います。たとえば内科に心筋梗塞の患者さんが運ばれて来たら駆けつけ、外科で心臓マッサージをやっていたら手伝いに行ってと、レジデントはあちらこちら自由に動いて経験と勉強を積み重ねることができました。

救急の受け入れを増やしたいと思って、入って1、2年目の若造なのに消防庁に「今日はＩＣＵが空いていますし、自分が当直です。患者さんが出たらうちへどうぞ」なんて電話をかけてもいました。そんなおこがましいことがよく言えたなと、今になると冷や汗が出る思いです。

野戦病院のような環境に鍛えられる

多くのレジデントは、当直などのアルバイトで他の病院に行くことがあると思うのですが、私は「継続的に患者さんを診ることのできないアルバイトは無責任だ」と考えて、2年間はまったくそういったアルバイトをしませんでした。

しかし3年目になって、そろそろ結婚も視野に入れるようになってくると、やはりもう少しお金が欲しい。それでアルバイトに行くようになった病院が、公益財団法人河野臨牀医学研究所附属第三北品川病院でした。

北品川病院は、聖路加国際病院とはまったく雰囲気が違う病院で、まるで野戦病院のようでした。救急車がサイレンを鳴り響かせながらバンバンやって来るのです。

昭和50年代のこの時期は、救急医療の需要が高まり、受け入れ病院がなかなか見つからない救急車のいわゆる「たらい回し」が社会問題になっていた時代です。北品川病院は、次々に到着する救急車をできる限り受け入れて、常に病院に緊迫した空気が流れていました。

こういう病院にいたら、絶対にすごい経験になると思いました。

いずれ利尻島に帰るまで、鍛えてもらえたら成長できると。それで11月はじめに、聖路加国際病院を辞めて北品川病院に行くこと、そして結婚することを全部決めてしまいました。たった3日間ですべて決断するという早ワザです。予定どおり3月末に結婚して、昭和57年4月から北品川病院に移りました。

北品川病院では、後の私の方向性を決める大きな出会いがありました。それは、脳外科の吉水信裕先生との出会いです。先生に「一緒にやらないか」と言われて、北品川病院の脳外科を2人で盛り立てていきました。その後、横浜総合病院に移ることになったのも、じつは吉水先生の誘いがあったからだったのです。

この時はまだ、横浜総合病院に移る日が来ることも知らず、北品川病院で無我夢中で働く毎日でした。結局、ここで7年間を送ったわけですが、その間に1200件もの脳外科手術があり、そのうち800件ぐらいは私が執刀しました。

人手が足りないので、麻酔をかけるのも私、顕微鏡をのぞいて執刀するのも私。手術室にいる医者は自分だけということも。手術中の麻酔はコントロールの必要がない程度まで深くかけて、看護師さんに見ていてもらいます。必死で患者さん一人ひとりに向き合っていました。

おかげで、ある程度の臨床的な力は身に付いたと思います。病院からわずか3分のところに住み、患者さんが急変すればすぐに駆け付けられるようにもしていました。

それにしても、救急車が次々に来る。思わず「何でこんなに運んで来るんだ！」と叫びたい状況でしたが、仕方がありません。ひどい時には、手術中にも関わらず次の患者さんが運ばれてきて、CTを見たらこちらの患者さんの方が急を要するということもありました。

そんな時には、整形外科の先生に「あとは傷口を閉じるだけだから、よろしく！」と任せて次の患者さんのもとへ大急ぎ。2日間で7つの手術をこなしたこともあり、本当に野戦病院のような状態でした。

そして、横浜総合病院へ

無我夢中で過ごした北品川病院での7年間。

吉水先生と一緒に頑張ったおかげで、脳外科に対する患者さんたちからの信頼も感じていました。しかし病院として看護体制の見直しが行われた際に、疑問が湧いてきました。病院側は、脳外科は看護師の人数も必要だし手間もかかるということで、患者さんたちを各病棟に分散させれば脳外科に偏っている看護力を分散できると言いだしたのです。しかし、そんなことをしたら、専門性がなくなってしまいます。

私にはそろそろ北海道に帰りたい気持ちもあったので、北品川病院を辞めようかと考えていました。そんな矢先、吉水先生から「私は、高校・大学時代の先輩に紹介された別の病院に移るから、一緒に行こう」と声をかけられました。その「別の病院」こそが、横浜総合病院だったのです。

北海道に帰ろうと思っていたけれど……。そう思いながらも、とりあえずどんな病院なのかと見てみることにしました。

横浜の病院というので街中にあるのかと思っていたのですが、来てみたらイメージがまるで違いました。田園都市線のあざみ野駅から車で10分ほど。緑豊かな住宅街を抜けたところに、静かにたたずむ新しい病院の姿が見えてきました。

道路をはさんだ病院の奥には、学校法人桐蔭学園の広大なキャンパスが広がっています。じつは横浜総合病院は、桐蔭学園の土地を譲り受けて建てられた病院でした。元々は1㎞ほど離れた場所にあった100床ほどの病院だったのを、人口増加に伴って昭和63年に設備を整えて移転リニューアルしたのです。病床数は300床となりました。

桐蔭学園の土地がなければ、横浜総合病院は今のかたちでは存在していなかったでしょう。初代院長が校医を務めていたという縁もあり、学園と病院は密接な関係を築いていました。桐蔭学園理事長だった鵜川昇先生は横浜総合病院をサポートしてくださり、先生が亡くなった今も、桐蔭学園との関わりには深いものがあります。

はじめて訪ねた時には、そうした事情をまだくわしくは知りませんでしたが、横浜とは思えない豊かな緑の中にある真新しい病院に圧倒されました。

これはすごい病院だ。こんな病院をつくった理事長は、さぞかし度量の大きい方なのだろう。自然も豊かで自分の子どもたちにとっての環境もいい。「この病院で脳外科医としてやっていこう」と決めたのです。

着任したのは、平成元年の9月。ところが来てみたら、救急車は全然来ないし手術もない。それまで北品川病院では、救急車は年間4〜5千台も来ていて、月に20件ぐらいの手術をしていました。

外見はきれいだけれど、中に入ってみると療養型病院みたいだと思いました。夕方の6時頃に病棟を見まわっていると、「先生、当直ですか?」と聞かれます。はじめは意味がわかりませんでしたが、当直の先生を除けば、他の多くの先生方はもう帰ってしまっている時間だったのです。

私はずっと病院に詰めているような生活を送ってきたので、ひどくカルチャーショックを受けました。正直、こんな病院に来なければよかったとしばらくは悩みました。

しかし、くすぶっていても仕方ありません。自分なりに考えて、たまに救急車が来たら隊員に、「脳外科に運ぶ場合は、この辺りはどこの病院に運んでいますか？　僕が脳外科医として着任したから、これからはここに運んでくださいよ」と声をかけるようにしました。そんな努力をするところから、私の横浜総合病院での日々ははじまりました。

最初の頃は、とにかく全部自分で動きました。私は医師として、数少ない患者さんをのんびりと待つだけという毎日には、我慢ができなかったのです。どうすれば患者さんのためになるのかを常に真剣に考え、いつでも対応できるようにし、救急患者も積極的に受け入れる。そんな病院になるためには、常に何をすべきかを考えて行動していました。

基礎研究と臨床経験の融合をめざして博士号

聖路加国際病院、北品川病院、そして横浜総合病院と、臨床の経験をかなり積み、医師としてもだいぶ自信がついてきたころ、自分の中でこれまでの臨床経験と、基礎研究とを合体できないかという想いが芽生えてきました。医者になった頃は、基礎研究などには縁がないと思っていたのにです。入試以来お世話になった弘前大学脳研病態生理部門の教授からも「研究生にならないか」と言われ、私も豊富な臨床経験を基礎分野に生かすような研究ができないかという想いで、研究生として在籍することになりました。

しかし基礎と臨床のギャップは大きく、研究は断念していました。研究生として在籍が10年近くになった頃、定年間近の教授に呼び出され「君に学位をやりたいんだ。博士号をもらってくれ」「学位をやらないうちは、辞めるに辞められないんだよ」と、そのように気にかけてくださったのは、出来の悪い教え子が心配だったからかもしれません。

次期教授に内定していたラグビー部の先輩の助教授（現・弘前大学学長）からも「平元、教授がせっかく学位をとらせたい、何とかしろと言っているのだから、弘前にしばらく来て、少し研究的なことが出来ないか」と言われました。

そこで、吉水院長にお願いし、平成8年の5月から月火水は弘前、木金土は横浜という2足のわらじをスタートさせます。最初に脳外科病棟に入院中の50人の血液を弘前で分析してもらったところ、脳卒中には遺伝的なリスクの傾向があることがわかり、トータルで1039人分の血液を分析。最終的には先輩の助けもあり、「Stroke」というアメリカの脳卒中の専門誌に発表することができ、それが私の学位論文となりました。

次の年の3月に医学博士となれたのは、幸運だったこともありますが、横浜総合病院で私を支えてくれたスタッフの援助と、ラグビーを取り巻く人の縁のおかげです。そのことについては、いつも感謝の念を忘れないようにしています。

辞めるつもりが、まさかの院長就任

横浜総合病院では、馬力全開で働くうち、一緒に移ってきた吉水先生が院長となりました。平成2年のことです。さらに平成4年には、理事長を兼任されるようになりました。その頃から徐々に私の外来患者さんも増え、多い時は1日130人という時もありました。もちろん、お昼ご飯はまず、食べる時間はありません。

こうして脳外科は、業績を伸ばしてきましたが、病院全体では赤字続き。どうしたものかと思っていたところ、平成15年3月に、いろいろとお世話になった相模原の病院長から「うちの病院に来て副院長をやってくれないか」と声をかけていただきました。よくよく考えた結果、それを承諾し、平成15年4月に「来年の3月で辞めさせていただきます」と、吉水院長にも桐蔭学園理事長の鵜川先生にも伝えました。

ちょうどその頃、おそらく赤字解消の一手だったのでしょう。横浜総合病院に、心臓外科を誘致することになりました。桐蔭学園が昭和63年に開設した桐蔭横浜大学に臨床検査技師と臨床工学技士を育てる医用工学部を新設し、そこで育った人材を活用して心臓外科をウリにしようという心づもりだったのだと思います。

それは「ハートセンター構想」と呼ばれ、経営の専門家なども含めた新体制チームができ上がっていきました。心臓外科だけで大きな利益を上げるというとても耳障りのいい計画だったため、病院に強い影響力を持っていた桐蔭学園の鵜川先生も乗り気になっていました。ただ、鵜川先生は非常に立派な先生であるとはいえ、医療分野の専門家ではありません。

病院側は、ハートセンター計画に強い危惧を持っていました。特に私は反対する気持ちが強かったのです。実際、平成15年の年末からハートセンターが発足したものの、心臓手術では、それほどめざましい結果を出すことができないでいました。

そんな中の平成16年5月。4月には辞めて相模原に移るつもりが、なかなか辞められず、大勢の脳外科の患者さんたちを相模原に連れて行くわけにもいかないので、週に1日か2日は自分が横浜に出向いてこようかと、具体的な対策を考えていた時のことです。さらに、運営方針についての考え方の違いもあり、吉水院長、2人の副院長も全員8月に辞めることになっていました。

病院の内部でハートセンター構想に反発する動きも表面化してきていました。

当時の病院は、300床のベッドが120床程度しか埋まっていないという状態で、経営的にも赤字にまみれ、いよいよ危機的状況になってきていたのです。そこへ私が退職してしまうと本当につぶれてしまうかもしれない、大変なことになる、という声が学園の内部でも上がったようで、それまではハートセンター構想を推し進める立場だった鵜川先生の取り巻きからも、「残ってくれないか」と言われました。もちろん、私が構想に反対する立場であることは知っていてのことです。

私には相模原の病院長との約束があったので、引き留めていただくのはありがたいものの、もう辞めることに迷いはありませんでした。

ところが6月28日。送別会を開いてもらう予定だったこの日に、相模原の病院長から「君がいなくなると病院が危ないから、引き抜きを思い留まってほしいと鵜川先生から直接頼まれたよ。鵜川先生にはお世話になっているから、残念だが、君はそのまま横浜総合病院で鵜川先生の力になってくれ」と電話をいただいたのです。

まさに急転直下で、私は横浜総合病院に残ることとなりました。

8月10日には吉水院長が引退され、ハートセンター構想の一環で院長も新しい人が着任する予定でした。残された私は副院長になることを承諾していましたが、そのハートセンター構想そのものが頓挫してしまったので、院長のなり手がなかなか決まらないようでした。

それで鵜川先生から「君がやってくれないか」と打診されたものの、私は役職には興味がないのもあり「冗談じゃない」という気持ちでした。第一、その時点ではまだ副院長さえ経験していないのです。ですから、「副院長ならやらせていただきますから、誰か院長を探してきてください」とお願いしていました。

しかし、現実問題として院長候補を見つけることは簡単ではないようでした。結局、7月31日に鵜川理事長と相談し、8月から院長代行という形の辞令をいただき、その間に、院長を探してもらうことにしました。偶然にも8月で退職予定だった吉水院長が手術されることになり、病気療養中になったために、院長代行という形で各方面に伝えたわけです。しかし、副院長の経験もなく、脳外科部長と救急部長だった私が院長代行を引き受けるわけですので、まさに清水の舞台から飛び降りるという心境でした。

そして、まず最初に行ったことは、現場では救急により力を入れようと周りに呼びかけたことです。救急をちゃんとやろう。患者さんに親切にしよう。横浜総合病院をつぶさないようにしよう！　みんなもそれに応えてくれて、9月には救急の受け入れ件数が上向いてきました。

9月1日に副院長の辞令をもらって、院長代行兼副院長に。そして10月。どうしても適任者が他に見つからないという鵜川先生の言葉に負けて、正式に院長という立場をお受けすることになってしまいました。半年は頑張ってみて、ダメならすぐにやめようと自分を納得させながらの院長就任でした。

横浜総合病院の再生

とにかく病院をつぶさないように、救急に力を入れつつ地域の病院として認めていただけるように頑張ろう！　そう心に決めたので、院長としても、吉水先生が引退された後にひとりだけ残された脳外科医としても、ますます忙しい毎日がはじまりました。

ストレスで朝の5時には目が覚め、6時前には病棟に来て、8時過ぎから事務と打ち合わせをしてから外来で大勢の患者さんの診療にあたるという生活をしばらく続けました。その合間に、もちろん手術もします。

ふり返ると、この頃は精神的にも肉体的にも自分にとってかなり苦しい時期でした。

しかし努力の甲斐があり、平成16年4月から9月までは2億円の赤字を出していたのが、院長就任以降の10月から3月までは2億2千万円の黒字に転換したのです。

もちろん自分ひとりで頑張ったのではなく、スタッフや他の医師の協力があってのことでした。ある程度売り上げを伸ばしていけたため、半年で辞めることにはなりませんでした。

現場の仕事よりも、苦労したのは対外活動です。院長になるまで病院の中だけが私の世界で、医師会などとは無縁でした。しかも弘前大学出身で、近隣には先輩や後輩がいないため、人脈づくりからはじめなくてはなりません。

たとえば大学病院から医局員を派遣してもらいたい時には、やはり人脈がモノを言うのです。「横浜総合病院に派遣してください」というよりも、「院長である私を信頼して派遣してください」という流れをつくるまで、なかなか大変な思いをしました。

時間をかけて病院の立て直しを進め、その後も何とかずっと黒字を続けることができたので、今から3〜4年前に思い切って設備投資を行いました。

赤字続きの時代には買い換えられなかった機器や設備を一気にリニューアルし、さらに電子カルテのシステムを導入するなどのＩＴ化も進めたのです。ハード面はかなり進化しました。その代わり、設備投資や人的投資をした分の回収に苦労しているというのが現状です。

治療レベルも確実に上がり、今では「横浜総合病院は、地域の中核病院の役割を果たせるようになりました」と言える状態になったと思っています。

第3章

人間の命

治療の成果を実感できる喜び

医師という仕事をしていると、当たり前ですが、日々たくさんの患者さんたちの「命」に関わります。どんなに年数を重ねても、それぞれの命の力強さやはかなさを実感するたびに心を揺さぶられ、ますます命の尊さが身に染みてきます。

もちろん今でも自分に学びを与えてくれる患者さんは数多くいるのですが、やはり若い頃は、経験することすべてが新鮮だったので、特に鮮やかに思い出せる患者さんが少なくありません。その中でも特に印象深かったのは、聖路加国際病院で2年目のレジデントとして働いていた時に治療にあたったある女性です。

聖路加国際病院に入って1年が過ぎた昭和55年4月、歌舞伎界の大御所の奥さんが運ばれてきました。運ばれてきた奥さんは、ウィルス性の髄膜炎でしたが、症状が重篤だったので、ウィルス性髄膜炎の中でも、もっとも怖い単純ヘルペス脳炎を疑いました。

その時、脳外科の医師は私しかいなかったので、責任が重くのしかかってきました。2

年目になったばかりのレジデントである自分が、人間国宝の歌舞伎役者から「先生、お願いします」と言われてしまうわけです。

単純ヘルペス脳炎は、今では抗ウィルス剤の投与によって致死率は10％程度に落ち着いていますが、抗ウィルス剤が開発されるまでは50％以上の致死率でした。助かっても、重度の後遺症が残る可能性があります。昭和55年当時、抗ウィルス剤は開発されたばかりで、日本ではまだ使われていませんでした。ですから、「もしヘルペス脳炎だったらまずいな。薬がない」と心配していました。

自分なりにいろいろと調べて、日本で使える薬を探してみたり、治療法を模索してみました。「こんな治療法があるのですが、やってみてもよろしいでしょうか」とご家族に確認を取りながら治療をはじめました。大御所も息子さんも「先生にお任せします」と言ってくださり、手探りをしながら必死で治療に取り組みました。

ウィルスに感染すると身体に抗体ができるので、毎日髄液検査をしてその様子を追っていき、病気が単純ヘルペス脳炎だという確定診断に至りました。

とはいえ、日本にはまだ薬がありません。しかし歌舞伎界の大御所ならいろいろな人脈もあり、海外から薬を輸入することも可能ではないかと思って、「薬を輸入して使えませんか？」と相談を持ちかけました。薬事法による輸入制限があることなど何も知らず、知らないからこその怖いものなしの発言でした。

しかし結局、輸入の必要はなくなります。多方面に相談したところ、ヘルペス脳炎の抗ウィルス剤の治験が持田製薬ではじまることがわかったのです。私の患者さんは、治験第一号になることができました。

薬が効いたのか、失語症は残りましたが、退院して歩いて帰れるほどに回復しました。治療の開始初期はリネン室にマットを敷いて、「ここで1時間だけ寝ているから、何かあったら起こして」と看護師に伝えて少し横になる。そんな毎日で、ほとんど寝る間もなく対応しただけに、本当にホッとしました。

退院時には、「先生、毎日、夜中も細かく診てくれて、ありがとうございました」とわざわざねぎらっていただきました。いつも腰が低く、「実るほど頭を垂れし稲穂かな」、まさにそれを実践されていた大御所の人間の大きさを学びました。医師として当然のことをしたまでですし、有名人のご家族だから特別扱いしたわけではありません。むしろ自分のような経験の浅い医者が担当する不安で、眠れなかったことも多かったことが事実です。

こんな大変な患者さんをレジデントの私に任せていた聖路加国際病院も、当時は大らかな病院だったなと思います。脳外科の上司である医長には状況報告を欠かしませんでしたが、聖路加国際病院ではじめて記録される疾患だったので、細かく指示を受けるようなことはありませんでした。

その年の11月、息子さんの結婚式があり、そのお母さんの主治医であった私も招待状をいただきました。しかしさすがに、そんなきらびやかな場に出ていく図々しい根性はありませんでしたから、丁重に欠席のご連絡を差し上げました。ただ、新郎の母として結婚式の日を迎えられた患者さんの姿を想像するだけで、医師としての喜びを感じることができたのはいうまでもありません。

生命力の不思議

医師は患者さんの状態をしっかり把握したうえで「これなら助けられる」「もうダメか

もしれないな」と生命力を判断するものですが、その判断がいつでも正しいとは限りません。大丈夫だと思った患者さんが残念ながら亡くなることもあれば、無理かもしれないと思っていた患者さんが回復することもあります。

そうした判断と結果との違いは、個体差としか言いようがないことがあります。もちろん必死の治療があり、患者さん本人の頑張りもあり、投薬のタイミングのようなちょっとした運もあるのかもしれません。

しかし同じように治療しても、助かる人と助からない人がいる。それはもう、それぞれの「個体差」でしか説明できないような気がします。

ですから、どんな患者さんも、可能な限りの治療をしてみなければわからない。北品川病院では、重症の患者さんであっても絶対に救命をあきらめてはいけないということを学びました。

ある時、30代後半の女性が、くも膜下出血で頭の中に血腫を伴った状態で北品川病院に運ばれてきました。もう瞳孔が開いて、対光反射も痛覚反応もありません。お子さんはまだ4～5歳で、ご主人は泣き崩れています。脳の動脈瘤が破裂して、このままではおそらく助からないという中で、緊急手術を行いました。

開頭手術を行ってみると、脳が押されてへこんでしまっていて戻らない状態です。それを見て私が思ったのは、「やはり思ったとおりの状態だ。これは、助からない」ということでした。そして、「それならむしろ、思い切った処置ができる。申し訳ないけれど、当初の予定とは別の術式を行ってみよう」と考えました。

それは決して、「どうせ助からないのなら、手術の実験台になってもらおう」ということではありません。あくまでも患者さんを助けることを第一に考えつつ、慎重になり過ぎない大胆な手を打てるということです。

急遽、まだ私があまり経験したことのない動脈瘤をクリップで止める術式に切り替えて、非常に手早く執刀しました。もし患者さんの命にもっと希望を持っていたなら、確実な術式で、動脈のさらなる破裂を気にしつつ慎重第一で手術していたことでしょうが……。

手術が終わってICUに戻ると、驚いたことに瞳孔が少し戻っていました。とはいえ、まさか助かるとは思っていなかったので、きっと翌日には脳が腫れてくるだろうと予測していました。しかし、それもありません。

麻酔薬を覚ましていくうちに、だんだん反応が出てきました。幼い子を抱えて途方に暮れ、ただ涙を流すばかりだったご主人も希望を持ちはじめ、やがて患者さんも、はっきりと回復する様子を見せるようになってきました。

私の当初の「助からない」という判断を嬉しいことに見事に裏切ってくれて、数か月の入院期間を経て、家族そろって歩いて退院できるまでに回復したのです。

この患者さんは今でも元気で、年賀状を送ってくださいます。この時は人間の持つ生命力の強さに、本当に驚かされました。

開き直りに近い大胆な手術が結果的に功を奏したのかもしれませんが、同じ治療をすればみんながみんな助かったとは思えません。やはり、患者さんご自身に生命力があったとか、体の個性としてたまたま何かが強さを発揮したとか、ご本人ならではの助かる理由があったのではないでしょうか。

そんな患者さんに出会ってから、「絶対に助からない」ということは言えないと考えるようになりました。しかし一方で、脳外科医は救命ばかりに気を取られて治療を行い過ぎると、命は助かったものの、植物人間になってしまう人を生み出す危険性もあります。

ある程度しっかり回復して、人間らしい生活に戻れるということを常にめざさなくてはならず、治療を継続するか否かの線引きをどう判断するか、難しい選択に迫られているのです。次の章でまたくわしくお話したいと思いますが、それが脳外科医として非常に悩ましい部分でもあるのです。

脳死を考える

思いがけず命が助かった患者さんばかりならいいのですが、やはりどうしても、命が消える瞬間に立ち会わなければならないことも多くあります。

せっかく生まれてきた命なのに、人はなぜ死ぬのか。死を突き詰めて考えると、それはもう哲学の領域になってしまうので、私はただ受け入れるしかないという心境です。

ただ、医療の現場にいると、「死」の定義のあいまいさというものをいつも感じてしまいます。おそらく多くの日本人が迷うところでもあると思うのですが、どういう状態を「死」と定義するのか。これは本当に難しい問題です。

日本では「呼吸の不可逆的停止」「心臓の不可逆的停止」「瞳孔散大」の3つの徴候を基礎にして、「死」を総合的に判断します。ですから、臓器移植においてよく議論される「脳死」は、日本の法律でははっきり「死」とは定義されておらず、「臓器提供する場合には」という条件付きで、人の死となるわけです。

そもそも、なぜ脳死状態で臓器提供を行うのでしょうか。どうして呼吸・心臓・瞳孔から判断する従来の「死」の判定を待てないのでしょうか。

それは、心臓が止まると全身をめぐっていた血液の流れも止まるため、血液が固まり臓器が機能しなくなるからです。従来の「死」の後では、ほとんどの臓器は劣化して移植できる状態にないということになります。ですから、「脳が機能を失って回復の可能性がすでにないけれども、心臓は動いている」という脳死状態からの臓器移植であれば、成功の可能性が格段に高まるのです。

個人的には私は、「脳死は人の死」であると考えています。

そして、脳死状態からの臓器移植によって生きる希望を与えられる人が増えていくことは、尊い「命」をつなぐことであるとも考えています。人の死はつらく悲しいことではありますが、どうしても助からないという状況になったのならば、他の誰かを救うことでその人の命が引き継がれることもあるのではないでしょうか？　それはいいとか悪いとかの問題ではないと思います。

「脳死」は脳の機能停止状態のことを指します。

しかしどんなに脳が機能していなくても、人工呼吸器を付けるなどサポートをして体温を保ち心臓も動いているのであれば、親族など周りの人々が「まだ生きている」と感じるのも理解できます。

医師としても、「亡くなりました」という宣告はとてもできない気分です。

実際、臓器提供に同意している親族の方であっても、いざ移植しようという時には複雑な感情が芽生えるものでしょう。ですから私はいつも、「脳死は人の死である」ことを少しでも納得していただく助けになればと、以下のように説明しています。

われわれが生きている世界は、いろいろな情報が脳に入ってくることによって成り立っています。自分はどんな家族のもとに生まれ、どんな場所で、どんなところに通い、どんな人に出会い、何が好きで何が苦手で、どんな時に楽しく感じているか……。このような情報の中でこそ生きているのです。

そして、これらの情報を認識するのは脳です。

つまり、自分の生きている世界は自分の脳に入ってくる情報をもとにして一人ひとりがつくり上げている世界なのです。ですから脳が機能を停止してしまったら、その人の世界のもととなるはずの情報を認識できなくなって、いくら肉体が残っていても人生は消えてしまいます。

ただ個体として存在するだけで、それは生きていると言えるでしょうか?

脳がその人をその人として成り立たせている情報をまったく取り入れることができない状態では、その人は自分の世界をつくることはできないのです。

脳波がなくなったとか反射がなくなったとか、いくらデータを示しても医療関係者でない場合は理解しにくいものですから、このようにお話しています。すると、遺族のみなさんも納得され、気持ちの整理がついて臓器移植に向き合えるようになるのです。

私が「脳死」に向き合い、徹底的に考えさせられたのは、新米レジデントだった聖路加国際病院時代のことでした。身寄りがなく、お寺でそうじなどをしていた寺男の男性が、脳幹出血で脳死状態になりました。人工呼吸器をつけ、ただベッドに横たわり生かされています。

その姿を見るたびに、私は「身寄りもなく、こんな状態になっても気にかけてくれるのはお寺の住職さんだけ。この人はこれで幸せなのだろうか」と考えました。回復して人生を取り戻せる可能性があるならいいですが、すでに脳死状態なのです。人工呼吸器がなければ、とっくに呼吸も心臓も止まっているでしょう。

その男性を見るのは、非常に切なかったです。

私は住職さんと何度も話し合い、最後は人工呼吸器を外しました。当時は人工呼吸器を外すことは、罪になることでした。このことが当時、明るみに出たら、もしかして医師免許をはく奪されていたかもしれません。

いっそ、日本もアメリカやオーストラリアと同じように、脳死を法律ではっきりと「人の死」と定義してくれればいいのに。死の定義があいまいだからこそ、自分の世界を構築することもできない脳の機能停止状態のまま、ただ生かされている。この状態で人として「命」の尊厳が保たれているといえるのだろうか……。

この患者さんを担当したことは、私の脳死に対する考え方の方向性を決定づけるきっかけになりました。

最初の脳死移植

北品川病院時代に、脳死の患者さんのご家族から臓器提供の申し出を受けたことがあります。しかしその時の私は、自分で臓器移植に関わった経験がなかったために、何をどうすればいいのかわかりませんでしたので、「申し訳ありません」とせっかくの申し出をお断りすることしかできませんでした。

そのことがずっと心に残っていて、いつかそんな申し出を活かしたいと考え続けていました。

やがて横浜総合病院に移り、3年以上が経った平成4年の12月のこと。その日は新横浜で忘年会があったのですが、会場に入ってすぐにポケベルが鳴りました。重症患者が運ばれてきたという連絡でした。

急いで病院に戻って患者さんの様子を確認すると、もうほとんど瞳孔が開いている状態です。建設現場の作業員で、酔って階段から転落してしまったとのことでした。手の施しようがなく、静岡から来たお兄さんには「残念ですが、回復する可能性はありません」とご説明したのです。

するとお兄さんは、「弟は田舎で悪いことをしてしまったから田舎には連れて帰れない」と言います。そこで、「白菊会という献体の組織があります。そちらに献体されてはいかがですか?」と提案してみると「お願いします」とのこと。

その後で、ずっと気になっていた臓器移植はどうだろうかと思い至りました。当時、横浜総合病院には東邦大学で腎センターの助教授を務める小原先生が外来に来ており、「もし臓器提供を申し出てくださる方がいたら、いつでも連絡してほしい」と言われていたので、腎臓移植は可能だったのです。

そこで、ご家族に脳死での腎臓提供について話をしてみると、「弟の腎臓を活かす一番いい方法をとってください」と言われたのです。

移植が終わって、遺族となったお兄さんから、「私はもともと臓器提供を前向きにとらえていて、妻とも『何かあったら臓器提供をしよう』とお互いに意思確認していました。ですから弟が亡くなったのは残念なことですが、先生から移植のご提案を受けてとてもありがたかったです。兄弟もみんな納得できました。これで、弟を丁重に葬ってやります」と声をかけられました。

これが、私が関わった最初の脳死臓器提供でしたので、わずかながら迷いがなかったわけではありません。しかしお兄さんの言葉を聞き、「これでよかったんだ」と心がスッと納得したことを覚えています。

立て続けに出会ったドナーたち

それから年が明けて3月になると、今度は脳出血で50代の男性が脳死となりました。離婚した元奥さんとの間に男の子が2人いて、その男性と奥さんとでひとりずつ引き取って育てていたようです。

男性と一緒に暮らしていたお子さんが、「お父さんは自分に何かあった時には臓器を役立てたいといつも言っていた」と私に言いに来ました。そこで、元奥さんに引き取られた方のお子さんの話も聞いてみると、同じように「お父さんは臓器提供を希望していた」とキッパリと言います。

そこで、集まった親族の人たちがみなさん賛成したわけではありませんでしたが、子ども2人がそう言うのなら患者さんの意思を尊重しようと、腎移植に踏み切りました。

また3か月ほど経った6月。21歳の若者がくも膜下出血で運ばれてきて、緊急手術をしたのですが、残念ながら脳死となってしまいました。

四国から映画監督を夢見て上京し、助監督として頑張っていたそうです。頭が痛いという自覚はありましたが、その若さでまさか頭の中で出血しているなんて、本人も周囲も思いもよらなかったことでしょう。頭痛薬ぐらい飲んでおけば、そのうち治るだろうと考えるのが普通です。その患者さんの場合もそうでした。

一気に出血する重症のくも膜下出血でなくとも、軽い発作から薄く出血が起きて、後から大出血を引き起こす場合もあるのです。頭痛の後にまさに大出血が起き、21歳の助監督は病院に担ぎ込まれましたが、その時はもう手遅れでした。

自分の将来の夢に向けて、まだ歩き出したばかり。親御さんの悲しみは、察するに余りあります。本当にもう回復することはないのだと、納得するのに時間もかかるでしょう。

私は、脳死の患者さんは必ず個室に移すことにしています。個室代もいただいていません。ご家族と患者さんが一つの部屋の中で、一緒にゆっくり過ごす時間を提供したいからです。そこではたとえば一緒に食事をしてもお酒を飲んでも構いませんと伝えます。

この時も、個室でお母さんがずっと付き添っていました。もうそろそろ心臓も止まってしまいそうな、最後になりそうな夜のことです。「助けてあげられなくて申し訳ありません」とお母さんに声をかけたら、「この子はとても人のことを考える子でした。日本赤十字のボランティアをやっていましたし、アイバンクに登録しようという話もしていました。このまま死んでしまうのは無念でしょうから、身体の一部だけでも生かすことはできませんか？」と言われました。

本当は子どもの死を受け入れたくはないはずですが、患者さんの人柄と意思を尊重して申し出てくださったありがたさ。本当に頭が下がりました。

もうだんだんと脳死から従来の「死」へと近づいていたので、夜中でしたが腎センターの小原先生に連絡を取って、「尿が出ない状態ですが、どうでしょう」と相談してみました。すると、「明日実際に腎臓の様子を確認してみて、移植が可能そうだったら使わせてもらいましょう」という返事でした。

患者さん本人の「人のために」という想いも、お母さんの想いも身に染みています。どうか、腎臓がまだ移植に耐え得る状態でありますようにと、祈るような気持ちで脳死判定をし、お腹を開いてもらいました。腎臓の様子は、赤みが強いのが少し不安ではありましたが、移植させていただこうということになり、2人の方に移植されました。

果たして、移植された腎臓は機能するのか。気になっていたところ、脳死状態にある時にはまったく尿を出すことができなかった腎臓が、移植されたらすぐに尿を出したとの報告が届きました。無事に、命が引き継がれた瞬間でした。しかも、2人分の命です。


その1か月後の日曜日にまた、40代の女性がくも膜下出血で大きな動脈瘤破裂を起こして運ばれてきました。

非常に不安定な状態だったので、すぐに緊急手術に踏み切ったのですが、執刀直前に大きな破裂があって成功しませんでした。

手術室の前で待っていたご主人に、もう回復することのない脳死状態になってしまったことをお伝えしなくてはなりません。

ご主人は「もう助からないのか……。自分たち夫婦は、もし助からない状況になったら臓器提供しようと決めていたから、心臓でも腎臓でも使えるものは全部使ってください」と、絞り出すように申し出てくださり、3人の娘さんも賛成してくれました。

結局、ほんの7～8か月の間に、横浜総合病院で私が対応した脳死患者さんたちが、4人も臓器提供をしてくださることになったのです。こんなに立て続けに移植に関わることになるなんて、何か意味があるのではないか。そんな風に考えさせられる経験になりました。

「日本脳死・脳蘇生学会」での発表

当時、日本では臓器移植は普及しないと言われていました。

なぜなら、キリスト教による博愛精神が広く浸透している欧米社会に比べて、日本の社会では「隣人のために」という意識が少ないからです。

また、17世紀のフランスの哲学者であるデカルトが唱えた「肉体と精神は別」という二元論の考え方を、日本人が理解できないからでもあるといわれています。

二元論では肉体と魂は別個のものなので、亡くなった肉体を傷つけても別に魂が傷つけられることにはならないという考え方です。しかし日本人は、無宗教者が多いとはいえ文化的には仏教国ですから、肉体に魂が宿るという考え方をします。ですから、亡くなった後でさえも肉体を傷つけたくないのです。


そのような風潮の中で、平成4年から5年にかけて、横浜総合病院では4人もの腎提供を行いました。日本では平成2年に首相の諮問機関として「臨時脳死及び臓器移植調査会（脳死臨調）」が設置されたばかりで、ようやく臓器移植に関する議論がはじまったところでした。調査会では、「何をもって人の死とするか」が議論され、「脳死」をどうとらえるかが最大の議論になっていました。そして、「脳死を人の死と認め、脳死からの臓器移植の意義も認める」という内容の答申がまとめられたのです。

後の平成9年にやっと臓器移植法が施行されたのですが、私はその前から、脳死や臓器提供移植手術に関わっていたことになります。その背景には、脳死臨調で「脳死は人の死である」と認められたことがありました。間違ったことはやっていないと思っていたのです。むしろ、4人の脳死臓器移植という貴重な経験から、このような家族の想いがあるということを学会で伝えなくてはいけない、と考えました。私には一度思い込むと突き進むところがあり、この事実を伝えなくてはいらない、という気持ちを抑えられなくなっていました。

そこで、日本脳死・脳蘇生学会の「脳死臓器移植にどう取り組むか」というテーマがある学会で発表することにしました。学会が開催されたのは、平成6年6月17日。発表の準備を進めていたら、学会の1週間ほど前からマスコミから問い合わせがくるようになってきました。「脳死の腎臓提供は本当ですか?」と。私は当然、「本当です」と答えるのですが、問い合わせが次々に来てうんざりするほどでした。

これは、もしかしたらマスコミにとってセンセーショナルな話題なのか? さすがに私も学会に迷惑をかけてはいけないと考えて、その年の学会を開催するための世話役だった北里大学の救命救急医学部の助教授に電話をして「演題を取り下げましょうか?」と聞いてみたのです。しかし助教授は、「いや、平元先生は堂々とやってくだされぱいいですよ。

私たちがバックアップしますから」と言われました。

その言葉を信じて当日を迎えると、想像していたよりもはるかに大ごとになっていたのです。演壇に立つと一斉にカメラのフラッシュがたかれ、発表終了後にはテレビカメラが押し寄せてきました。そして別室に案内されて、まさかのインタビューです。

心の準備ができていなかったので、しどろもどろになりましたが、私は間違ったことはしていないという信念だけはありました。

その様子が全国の夕方6時のニュースに出てしまっただけでなく、多くの視聴者を集めていた当時の「ニュースステーション」までが私を取り上げました。自分があの有名な久米宏さんに話題にされているという不思議な感覚……。

これは大変なことになったと思いました。

しかしニュースステーションでは、名前は忘れてしまいましたが外国人のゲストが来ていて、久米さんから脳死移植の感想を聞かれた際に「うちの国では当たり前ですよ」答えたのです。興奮気味だった久米さんのトーンがストンと落ち、私は「当たり前ですよ」の言葉をひとりでも多くの人に噛みしめてもらいたい気持ちでいっぱいになりました。

マスコミをにぎわせる

翌日からの新聞でも、さんざん記事が載りました。

中には「殺人罪か!?」のように煽りたてる紙面もあり、批判的な論調が目立ちます。一方で、「家族の意思を生かすために」と良心的な表現で解説してくれる記事もあり、救われる思いもしました。

おもしろいことに全国から新聞を送ってくれる人がいて、北は北海道新聞から南は沖縄タイムスまで、すべての記事が私の手元に集まってきました。

自分で買い集めたわけでも、新聞社から送られてきたわけでもありません。おかげで自分がどんな風に書かれているか知ることができるとともに、媒体によってさまざまな論調があるのを見ると、やはりマスコミも移植のとらえ方にまだ批判が大きいのではないかと思えました。

記事はすべて切り抜き、スクラップして今でも取ってあります。

図らずも世間を騒がせてしまうことになりましたが、私に後悔はありませんでした。好奇心や研究者として新しいことをやりたいという欲からやったことではなく、患者さんやご遺族の気持ちを尊重して、命をつなぐことができたという実感があったからです。

しかし、病院の経営に不安を与えてしまったことは否定できません。当時の理事長だった鵜川先生は、非常に心配し、激怒されました。

「君はこの横浜総合病院をつぶす気なのか？　すぐにやめてもらう！　クビだ！」と言われてしまいました。私は、「クビはクビで結構ですが、日本が移植に関して遅れているだけで、間違ったことをしているわけじゃないんです。もし私が今クビになったら、横浜総合病院で間違ったことをしたと世間に示すことになります。それだけは避けたいですから、半年待ってください。半年後に辞めますから」と答えました。

医師ではない鵜川先生には、当初は私の考えを理解しきれなかったのでしょう。しかし、それからいろいろな人から話を聞いて、考えを変えてくださったようです。クビの宣告から1週間後に、「君のやっていることは正しいとわかった。頑張ってくれ」とクビを撤回してくれました。

このことによって鵜川先生との絆はより強くなり、結局その絆があったから、10年後に鵜川先生の頼みを聞いて院長を引き受けることになったと思います。

鵜川先生に認められた後も、私の脳死移植問題はまだまだ終わりませんでした。

その後、脳死移植に反対する組織から連絡があり、「脳死判定が不十分なのではないか」と指摘されたのです。何が問題視されたかというと、脳死判定基準の一つである無呼吸テストを省略していたケースがあったことでした。

無呼吸テストとは、呼吸器を10分間外して、呼吸がないことを証明するというものです。しかし、21歳の患者さんのように、もう状態がかなり悪くて無呼吸テストをができない場合に、省略したケースがあったのです。

それで、また新聞に「脳死判定不十分」の文字が大きく踊りました。脳死判定自体は法律で2回と決められているところを、私は手術室に入った時に念のためもう一度、計3回も行っていたので、脳死判定は間違いないと、自分勝手に解釈していたところはありました。

移植に関わってくださった東邦大学の腎センターの先生方は私を信じてくれているものの、大学の医学部全体を監督する立場の医学部長はさすがに不安を感じたようです。私は医学部長から、「脳死判定の件ですが、本当に大丈夫なんですよね？　信じてもいいですね？」

と念を押されました。

もちろん大丈夫なのですが、マスコミに批判されっぱなしでいるのは癪だと思ったので、「東邦大学で倫理委員会を開いてください。4つの症例をすべて提出しますので、委員会で脳死判定が間違いないことをぜひ確認してください」とお願いしてみました。

東邦大学は私のこの申し出を受けて、倫理委員会を組織して私の症例を検証し、臓器ドナーたちの脳死判定には問題がないということを明らかにしてくれました。

やっと、自分が間違っていないことを世間に示すことができたのです。

このことも新聞に出ましたが、以前の「脳死判定不十分」という見出しの大きさに比べると、ずいぶん小さな「脳死判定に誤りなし」でした。

死んだら一握りの灰になる

こんなにも脳死移植が世間を騒がせたのは、人はみな等しく「やがて死ぬ」という現実から逃れられないからであり、やがて来る死に対して無関心ではいられないからでしょう。

その後も信念を貫いて臓器提供の選択肢を続けており、横浜総合病院では、現在までに約50件の腎臓提供を行っています。病院の規模を考えれば、驚異的な数と言われますが、実際にこういうことを考えている人がたくさんいるということだと思います。ただし数を増やすことが目的ではありません。自分の診ている患者さんは亡くなっているのですから。

現代社会は命があまりにも粗末に扱われています。親が子を殺す、子が親を殺す、何かがおかしい。これは命を大切にする教育がきちんとできていないからだと思います。臓器移植は命のリレーです。患者家族の思い、移植に関わる人、移植を受ける人の思いを通じて現代の若者に命の尊さを教えたいというのが私の願いでもあります。

この話をした時に、「では先生、魂の問題というのは？　魂も情報の一つですか？　その人の想念のようなものについては、どう考えればいいでしょうか」と問いかけられたことがあります。

それは本当に難しい問題だと思います。

人が亡くなった時に、魂や想念がどうなるかということは、科学的な側面からは判断できません。そもそも魂や想念という存在があるのかどうかさえ、科学的には実証されていないのですから、正直なところ、私にはわからないとしか言えないのです。

私は昔から、「自分が死んだら一握りの灰になるだけ」という発想でしたから、魂や想念についてはあまり考えたことはありません。その灰になってしまう肉体の一部が、もし臓器提供という方法で誰かの中で生き続け役に立つのなら、それはそれで素晴らしいことではないのかと考えています。

そうは言っても、子どもの頃に「死なないようにしてください!」と神様に必死に祈った経験があるように、私だって死への畏怖はあります。

医学部進学を目指していた高校生の時も、「人は何のために生きるか」ということをずっと考えていました。「死ねば終わり」と簡単に割り切っているわけではありません。ですから、死後の世界に希望を見いだす人も中にはいます。それを否定する気持ちもありません。もしそういう世界があると信じられたなら、やはり救われる気持ちになれるだろうとは思うからです。

死は誰にでも訪れると頭で理解していても、いざ余命宣告されるなど、実際に自分が死に直面すると、気持ちの整理のつけ方は難しいものです。終末期患者の緩和ケアでは、もともと肉体的苦痛、精神的苦痛、社会的苦痛に着目してきましたが、近年では魂の痛み（スピリチュアル・ペイン）にも配慮するようになってきています。

私も講演などでスピリチュアル・ペインについて話を聞く機会は多いですが、まだ十分に理解できていない段階です。精神的痛みと似てはいますが、こちらはよりも深いところから来る死生観に対する悩みだといわれています。薬や社会制度、まわりのサポートだけで解決することはできず、本人の内部で本人が解決しなければならない問題です。

たとえ精神面では患者に寄り添えても、本人の内部での問題となると、なかなか医師にできることはないのかもしれません。

私が医師としてできることは、せめて、スピリチュアル・ペイン以外の痛みを楽にするために、患者さんに向き合うだけです。いくら医師でも、患者さんの魂の問題まで引き受けるのは荷が重いですし、そもそも引き受けることはできません。

私はやはり、人間は亡くなってしまったら一握りの灰に過ぎないという考え方です。

だからこそ、命は尊い。生きているうちは、毎日を悔いがないように生きることが大切なのだと思います。

今日死んだら明日はない。

でも、もし明日を迎えられることができたら、自分にまた違った可能性が出てくるかもしれない。その明日を目指して、まず今日を精一杯生きようと考えています。

亡くなる前にもきらめく命

私は死後の世界や生まれ変わりは信じていませんが、言葉の綾として「もし生まれ変わったら」と問われれば、また脳外科医になりたいと思っています。

命の現場に立ち会えるのはもちろんのこと、特に脳外科医は昏睡状態からの目覚めや意識の回復の場に立ち会うことができるからです。

それは本当に素晴らしい瞬間で、いつもとても感動します。

脳外科医だからこそ感じられる、人間の生命力の強さです。人それぞれが持つ力の不思議さに、これまで何度も驚かされてきました。

結果的に亡くなってしまうとしても、その前に命のきらめきを見せてくれることもあります。ちょっと特別なケースですが、私の父が亡くなる前の出来事も印象的でした。

平成24年11月に父の意識がはっきりしなくなって、もう食事も摂れないような状態になりました。私は思い付きで、自分の血液を父に輸血してみたのです。同じO型でしたし、父の状態が悪いのは何らかの炎症反応があるせいだと思って、私の血液が持つ免疫力で回復させることができるのではないかと考えたからです。

もちろん、実の父だからこそやってみたことで、こんなことは他の患者さんには絶対にやりません。看護師からも「先生、非常識ですよ！」と言われましたが、父は許してくれるでしょう。

実際、まず自分の血液を350cc父に輸血してみたら、2日ほど経ってからご飯を食べられるようになりました。確実に状態が良くなったのです。しばらくするとまた悪くなってしまったので、また輸血してみました。すると少し回復します。こんなことを何度も繰り返し、1か月ちょっとで自分の血を2400ccも抜くことになり、私自身は、貧血気味になってしまいました。結局は、繰り返すうちにだんだんといい状態でいられる期間が短くなり、12月26日に父は亡くなりました。

本当に私の血の免疫力が効いたのか、息子の思い付きに呆れながらも親心で頑張ってくれたのか、あるいは父自身が持つ強さや粘りが私の行動に反応してくれたのか、それはわかりません。でも、何度も何度も迫りくる死を押し返し、生命力のきらめく強さを見せてくれました。

「奇跡」はないが「感動」はある

脳外科医は、昏睡状態からの目覚めや意識の回復を見ることができると言いましたが、植物人間のような状態から奇跡のように意識が戻ってくるということはありません。映画やドラマで「奇跡！」として描かれる実話もありますが、じつは、それは決して奇跡ではないのです。

そうしたケースは、「本来、データを見れば意識が戻ってくる可能性があるのに、なぜ戻らないのだろう」というところから戻ってきたというだけなのです。

実話として伝わっているのは昔の話で、当時は医学的に解明されていなかったことかもしれませんが、本当は意識が戻る可能性はあったと思われます。

脳の状態を正しく確認して「もう意識が戻ることはない」と判断された人が、目を覚ますということはありません。だからこそ、患者さんを決して植物人間にしてはいけないのだと日々細心の注意を払って治療にあたっています。

目覚める可能性があるのかないのか、脳外科医にはわかります。可能性があっても戻って来られないことも残念ながらありますが、戻って来られた時の感動は言葉にできないほどです。

家族の呼びかけに、反応するように少し体が動いた。もしかしたら目覚めるのではないかと、周りは固唾をのんで見守る。そのうちにだんだん目が開いてきて、呼びかけに対しての反応がはっきりしてくる……。

意識が回復する時には、たとえばそんな光景が目の前に繰り広げられるのです。患者さん本人は、まだ状況を把握しきれないでしょうが、ご家族などまわりの人たちの喜びは大変なもので、本当に良かったと思えます。

この感動の一端を、医師としての自分が担えたのならば嬉しい。そんな喜びが、私の仕事の支えとなっています。

命を考える上では私の弟、平元東について語らずにはいられません。弟は小児科医で現在は北海道療育園という重症心身障害児（者）施設の園長を長年勤め、現在は副理事長を務めています。最初は、新生児医療に携わりＮＩＣＵで５００ｇ台の超未熟児の医療にも携わってきました。私は「そんな超未熟児は障害の残る可能性もあるので、無理して助けるなよ」と言いましたが、「どんな超未熟児でも元気に育つ命があり、社会人となっているケースがいくつもある、それにその命を守りたいという医療者や親の思いも人一倍強い、可能な限りを尽くすというのが医者の使命だ」と言うのです。

私の学生時代、障害児や難病の子供と出会った時に、「この子が生まれたおかげで、人の冷たさや厳しさを知りました。しかし、この子のおかげで本当の人の暖かさ、思いやりも知ることが出来て、この子は私にとって宝物です」と力強く話されていたお母さんがいました。当時は障害のある子どもを産んだら、周りから冷たい目で見られ、母子心中も多かった時代です。その中で苦労を乗り切り、自分の試練を乗り越えた姿には本当に感動しました。

弟が障害児医療に目を向けるようになったきっかけは、学生時代に筋ジスの施設や障害者施設に私と一緒に行った経験が大きいと言っていますが、現在、北海道療育園では気管切開や人工呼吸器をつけて頑張って生きようとしている障害児も多数います。医療も看護も介護も大変な中、必死で頑張っている障害児を支えようという強い愛があることも事実です。命の重さはそれを支える人たちの思いによって千差万別であることを改めて感じ、頭が下がる思いです。

弟は北海道の厳しい医療環境の中、私の学生時代の思いを実践してくれており、道内を飛び回っており、親が高齢化した障害児（者）のたまにも安心して暮らせる社会制度が必要と訴え続けています。まさに私が種をまいたとしたら、それを大きく開花させ、北海道の障害児（者）医療には欠かせない人間となっています。

第4章
人生のフィナーレと医師

「死は悪」なのか

医師の使命は、患者さんの病気やけがを治療して命を救うこと。それは、まぎれもない事実です。

私は脳外科医という専門性から、特に重篤な患者さんの命に関わる医療現場で仕事をすることが多く、救命のための努力を惜しむことはありません。しかし、命が助かりさえすれば、何でもいい、何を行ってもいい、と思っているわけでもありません。

たとえば、寝たきりで回復の見込みがない患者さんを、胃ろうチューブや人工呼吸器につないだままにしておいて、果たして患者さんは幸せなのでしょうか。明らかに死と隣合わせにあるのに、薬を大量に投与して無理やり命を長らえることがいいことでしょうか。

私たち医師は、「助けることがいいことで、死は悪」という発想で教育されてきました。それはそうです。助けることこそ、医師の使命なのですから。

ですが、本当の意味で「助ける」とはどういうことなのか、よく考えてみる必要があると思います。

そして、「死」はそんなに悪いことなのでしょうか。

「助ける」のは単に「死なせない」という意味とイコールではないと思います。回復し、できれば社会生活に戻っていけること。「社会生活」はハードルが高いとしても、少なくとも患者さん本人が生きようという意思を持つことだと私は考えています。

本当なら命の灯が消えてしまうような状態の患者さんでも、現代の医療技術は生かし続けることが可能なのです。でも単に呼吸をしている、心臓が動いている、というだけの生かされている状態が、「死」よりも望ましいとは私にはどうしても思えません。

たとえば、命は助かっても植物状態になってしまったら？　大切な人の死が迫っていると感じた時、「とにかく助かってくれればいい」「どんな姿でも生きていてほしい」と願う人は少なくありません。私も患者さんのご家族から、「とにかく助けてください！」と懇願されることが何度もあります。

それで、死の一歩手前で患者さんの命をつなぎ止められたとしたら、たとえ植物状態であってもご家族は「死なずにいてくれた」と喜ぶかもしれません。そして、「もしかしたら意識を取り戻してくれるのではないか」と希望を持つことと思います。

ただ、その喜びや希望は長くは続きません。

前章でお話したように、脳の状態から医師が「もう回復しない」と判断したならば、残念ながら奇跡は起こりません。時が経つと、回復することのない患者さんを見守り続けるのがどんなにつらいか、いずれ思い知ることとなります。

半年も過ぎた頃には、「こんなことなら、助からない方が良かった。先生、死なせてください」と言いたくなるでしょう。実際に、私も言われたことがあります。

「何とか助けてください」から「死なせてください」に気持ちが変わってしまうご家族を責めることはできません。それだけ、回復する見込みのない人の世話をして見守り続けるのは、大変なことなのです。

医師は、患者さんを助けるために全力を尽くすのと同時に、ご家族を不幸にしないことを心がけなくてはなりません。

自分の受けてきた教育が、「死は悪」であるということを前提としていること。しかし、死よりも回復の可能性がない中での生の方が「悪」なのかもしれないこと。それをしっかり考えてみる必要があります。

今はムダな延命治療を拒否する「尊厳死」が注目を集め、むしろ患者となる立場の一般の人々の意識の方が進んでいるようです。

結局、一番遅れているのは医師なのです。

医師が意識を変えていけるよう、医学部での教育もそうですが、現場での指導も「死は悪とは限らない」と変えていかなければならないと思います。

渡辺淳一の『無影燈』

私のこうした考え方は、患者さんと実際に接する中で培われてきたものです。が、このような考え方が育つ土壌は、元々私の中にありました。そして、大学1年生の頃に読んだある本にも影響されています。

その本は、札幌南高校の先輩でもある、医師で作家の渡辺淳一が書いた『無影燈』という小説です。もう50年近くも前の作品ですが、『白い影』というタイトルでドラマ化されたこともあるので、ご存じの方も多いかもしれません。

ある医師を主人公としたこの作品の中のワンシーンに、輸血をめぐる医師2人のやり取りがあります。

高齢の患者さんが、貧しさゆえに当時は高価だった輸血を受けられなくなってしまうのですが、年若い熱血外科医が「自分がお金を出してでも輸血を続けてあげたい」と言います。それを聞いた主人公は、「バカなことを言うな。点滴の中に赤い液でも混ぜて、ちゃんと輸血を続けていると思わせておけばいい」と。

若い医師は反発しますが、「われわれは殺し屋にならなきゃいけない。要するに、いかに納得させて死を迎えさせるかなんだ」「われわれは患者さんを助けてなんかいない。助かっているのは、その患者さんの生命力があったというだけで、われわれはその生命力に手を貸しているに過ぎない」と主人公は毅然と言うのです。

偽の血液を輸血するなんて、一見、患者さんをだますひどい医師のようにも思えます。しかし、どうせ輸血をすることが不可能ならば、「輸血はできない」と言って患者さんを絶望させるよりも、偽りでも心穏やかにいられる配慮をしたということです。

そしてとにかく助けることを是とするのではなく、「殺し屋にならなきゃいけない」と患者さんに死を迎えさせることをも使命としている点に、とても感銘を受けました。

この作品は、それからずっと今でも心に残っています。

古い小説のため、ところどころ描写に時代を感じることもありますが、作品に流れる哲学は色あせることなく、現代の医療現場でも考えさせられるものです。医学生の私にも共感できる部分が多かった作品です。

夜中にポケベルを鳴らしてもらえることに感謝

小説『無影燈』の中で語られていた「いかに納得させて死を迎えさせるか」は、今でも私の医師生活の中での大きなテーマになっています。

だからこそ、回復の見込みがない患者さんをただ生き長らえさせることに抵抗があるのです。そして患者さんの命に責任を持ち、真摯に向き合いたいと思えば思うほど、「納得させて死を迎えさせる」ことの大切さも痛感しています。

そこまでしっかり患者さんと向き合うならば、当然、患者さんが亡くなる時には自分がきちんと看取りたいとも考えます。自分が主治医として見守ってきた患者さんが人生の終わりを迎える時には、たとえ夜中でも休日でも駆けつけたい。命に関わる職業を選んだからには、それが「当たり前」と考えています。


医師としてスタートを切った聖路加国際病院時代に、主治医が亡くなる患者さんの元に駆けつけ、最後にご家族にあいさつするというのが当たり前という感覚が植えつけられました。当時の聖路加国際病院の多くの先生方も、みなそうしていたからです。

また印象的だったのが、脳外科の医長の先生に、「夜中にポケベルを鳴らしてもらえることに感謝しなさい」と言われたことです。

これは患者さんが亡くなる時に限らない話ですが、自分が寝ている時にも自分の大切な患者さんを診ていてくれる看護師さんがいて、何かあれば患者さんのためを思って伝えてくれている。その時に、「何で夜中に連絡してきたんだ」「こんなことでわざわざ連絡するな」という態度を見せてしまったら、もう次から看護師さんは連絡してくれなくなる。看護師さんから連絡があった時には、どんなことでも感謝をしなくてはならない。

この言葉はとても心に残り、それからずっと実践しているつもりです。

患者さんに少しでも何か異変があれば、夜中だろうと連絡してもらえるのはありがたいこと。そう思えば、患者さんが亡くなる時に駆けつけるのは、ますます当然のことになります。

しかし、今は、私と同じ考え方をする医師は少数派になりました。

患者さんが夜中に急変しても、当直医が看取ればそれでいい。当直医が死亡宣告をして、それで終わり。今はそういう風潮になってきています。

日本人全体の感覚が変わってきているとも言えますし、日本社会の「働き過ぎ」への反省から、政府が働き方改革を掲げて、どんどん働き方の合理化を進めようとしているせいもあるのではないでしょうか。

医師の働き方改革？

厚生労働省では医師の働き方改革検討会が開かれ、医師の労働時間や労働環境などさまざまな労働問題が話し合われています。その中の流れの一つとして、自分が担当している患者さんの死亡時に医師が院外にいる場合は、わざわざ呼び戻す必要はなく、当直医が対応すればいい、というのがあります。しかし、やはり自分の患者さんの最期を看取るのが本来の医師の姿ではないでしょうか。

確かに社会全体として働き過ぎの是正は必要なのかもしれません。
しかし、批判を受けるかもしれませんが、医師の働き方というのはまた別の話ではないでしょうか。いつ運ばれてくるのかわからない患者さん。細かい見守りが必要な治療。いつ急変するかもわからない容態。医師の仕事とは、それにきめ細かく対応していくものです。そうするとどうしても、他の職種と同様に働き方改革を論じることはできません。

また働き過ぎによる過労死や自殺が世間をにぎわせることがありますが、それも本当の原因はパワハラなど精神的な苦痛が原因であることが多いと思うのです。

必死で長時間仕事をしていても、「こんなこともできないのか」「要領が悪い」「あれもこれも、君の責任でやっておけ」と言われて追い詰められていく。その結果、労働時間が長くなるうえに精神的にダメージを受け、倒れたり自ら死を選んだりしてしまうのです。

人間、どんなに忙しくても仕事を「苦痛」だと感じることがなければ、そうそう死に至ることはないと思っています。もちろんパワハラはもってのほかですが、もし医師が「仕事が多い」「患者さんの対応のために自分の時間がほとんどない」というだけで疲れ切って追い詰められているのだとしたら、厳しいようですが、それはその人が、医師という仕事に適正があるのか、今一度考えてみる必要があるかもしれません。

救急患者や自分の患者さんのための呼び出しに、「こんな夜中に、冗談じゃない」「確かに自分が主治医だが、当直医がちゃんといるじゃないか」といやいや対応するのであれば、他の仕事に就く方が本人のためかもしれません。

仕事が大変だからこそ、医師は高い給与をもらっていると私は思っています。

自分が育った環境もあり、私は医師ならば、クリスマスやお正月の、みんなが楽しんでいる時にも働くのは当然だという考えでやってきました。そういう働き方が不思議だとは、思いません。国が提案する働き方改革とは合致しないかもしれませんが、医者になった以上は、もうそこは仕方がないところではないでしょうか。

何しろ、医師になるためには国の税金が投入されています。国立大学で、ひとりにつき1億円ぐらいです。学費の個人負担が非常に高い私立の医学部でも、それなりに国からの助成金がなければ教育費が賄えません。

ですから、「自分は成績がいいから医学部に入ることができた」とひとりで医者になった気になっているとしたら、それは大間違いなのです。税金によるサポートがなければ、医師は育ちません。それを認識できていたら、社会貢献のために自分の時間を投げうつのは当然のことではないでしょうか。

人生のフィナーレの演出

自分の患者さんの最期には、駆けつけるだけでなく、もうひとつ医師が果たすべき大切な役割があります。それは、患者さんの「人生のフィナーレを演出する」ということです。私は、人の死の瞬間は、人生の「幕切れ」ではなく「フィナーレ」だと思っています。人生の舞台を降りる寂しさや悲しさはあっても、何かしらの感動をプラスして「この病院で人生を全うすることができて良かった」と納得していただけるようにしたい。そのために何ができるかについて、いつも考えています。

たとえばこれまでに心に残っているのは、心臓マッサージを4時間続けた患者さんのケースです。

くも膜下出血の男性の患者さんが、いよいよ危ない状態になった時のことです。私はご家族が患者さんのもとにそろうまで、何とか命をつなぎ止めたいと心臓マッサージをしていました。ご家族の中で、高校生の娘さんは学校に行っていたので、急いで高校に連絡を取ると、運悪くちょうど帰ってしまったところ。まだ携帯電話のない時代で、高校を出た後にどこに行ったのかもわかりません。

もう患者さんが助からないことはわかっています。

それでも、娘さんが病室に来た時にお父さんがもう亡くなっていたら、きっと悲しみが増すことでしょう。せめて形だけでも、生きて最後の対面ができればいい。そのために、何とか娘さんの到着までは生きていてほしいと心臓マッサージを続けました。

2時間以上経っても連絡が取れないので、そろそろあきらめようかという時に、娘さんが家に戻ってきたという連絡があったのです。家から病院まで、さらに1時間以上かかるというので、さらにマッサージを続けてトータル4時間。しかし、最後に娘さんがやって来て「間に合って良かった」と涙を流していたのを見た時、頑張った甲斐があったと思いました。

このように4時間も死亡時間を引き延ばすのはさすがにレアケースですが、心臓マッサージや、患者さんには気の毒ですが、時には強心剤を打つなどして、ご家族の到着を待つようにしています。

亡くなる事実は変えられなくても、こちらの努力で死亡時間を少し引き延ばし、それが大切なご家族に見守られて人生を終えられるフィナーレになるのなら、その努力を惜しみません。

人生のフィナーレを演出するということは、患者さん本人とご家族のことまでを考えることなのです。ですから大切になってくるのがご家族への声かけです。

たとえば患者さんが死を前にしながら、最後まで頑張っている時。「患者さんは、自分のためにこんなに頑張っているんじゃないんですよ。ご家族のためです。もう十分頑張った、休んでいいよ、という気持ちにみなさんがなれるまで、頑張ってくれているんです」と。

あるいは苦しそうな患者さんを見るのがつらくて、ご家族が「もう助からない方がいい」という心境になる時もあります。そんな時には「でも患者さんは今、一生懸命に頑張っていますよね。もう少し見守りましょう」と声をかけます。

何を言えばなぐさめになるのかはケースバイケースですが、できるだけ患者さんやご家族の気持ちに寄り添いながらも、少しずつ死を受け入れて納得してもらうにはどうすればいいのかを考えて言葉を選んでいます。

亡くなられる方も、そのご家族も、最後に「満足する」ということは決してありません。それは、そもそも死は受け入れがたいものですからです。でも、満足していただけなくても納得していただくことならできます。そのためには何度でも病状の説明をしますし、何度でも不安に耳を傾けます。

たとえば臓器提供をしていただく時、患者さんのご家族は悲しみと不安で混乱しているはずです。そんな状況で、患者さんの現在の病状やその他さまざまな説明をしなくてはなりません。

はじめからご家族や親しい人がみんなそろっているということは稀なので、一度ご説明した後にも誰かが駆けつけてきます。そうすると、多くの場合は「先ほど、すでにご説明をしました。詳しいことは、その説明をお聞きになったご家族から聞いてください」と言って、改めての説明は、しないという医師もいます。

しかし私の場合は、最初にその場にいるご家族に説明し、後から親族が来たら最初に説明を聞いているご家族も含めてまた説明し、さらに人が増えたらまたすべての人に説明し……と、患者さんのもとに人が来るたびに全員を集めて何度でも説明をします。

そんな風に何回も説明を聞いていると、だんだん患者さんの死を理解して受容できてくる。もう助からないことがわかってくる。それがとても大事なのです。

これは臓器提供の場合に限らず、一般的なご臨終の場であっても同じです。亡くなってしまった後も、「病状を聞いておられない方いらっしゃいませんか？　もう一度説明しましょう」と、どんな状況で亡くなったかを説明します。そこまでやれば、大切な人を亡くした悲しみの中にも「死は避けられなかったんだ」「亡くなってしまったけれど、最後まで精一杯頑張ってくれたんだ」と納得する気持ちが生まれるのです。

丁寧に説明し、心を込めて最後のお見送りまでする。これも、人生のフィナーレの演出には欠かせないことだと思います。

つらいけれど、この病院で良かった。そう思ってもらえるようにすることが、医師の患者さんやご家族に対するある意味の「もてなし」ではないでしょうか。

私は葬儀の相談にも乗ります。ご家族のお話を聞いておいて、気づいたことがあれば葬儀屋さんに「こんな風にしてあげてよ」とひと言添えたりもします。お寺で生まれて本来なら住職を継ぐべき立場だった者として、せめてそのぐらいは気を配りたいとも考えています。

救命するか否かの境界線

このようなご家族の看取りを大切にするほか、心肺蘇生のような延命治療を行わず、自然に任せて穏やかに死を迎えてもらうこともあります。患者さんの状態にもよりますが、機械やチューブにつなぐ延命治療は、患者さんをかえって苦しめることにもなるからです。

この章のはじめでもお話したとおり、回復が見込めないのに無理な延命をすることに私は抵抗がありますし、同じように思っている患者さんやご家族も多いのです。

人工呼吸器を装着して胃ろうチューブなどをつながなくては、もう生きていくことができない。そんな状態を拒否し、自然に任せた死を選ぶ「尊厳死」を願う人が増えています。

人生のフィナーレでは、ご本人の望みを叶えることが大切です。患者さんとご家族の「明確な意思」をきちんと確認出来たら、DNR（Do Not Resuscitate）という救命治療をしない方針を取ることになります。

ただ、DNRで気を付けなくてはならないのが、救命治療をしないということが、蘇生の可能性がある患者さんにまで適用されないようにすること。

またＤＮＲが適応されるのは、蘇生の可能性がない患者さんに限るのですが、すべての措置をしないわけではありません。この辺が、よく誤解されがちですが、延命はしないけれど、必要な救命はするのがこのＤＮＲなのです。


たとえば、１００歳の女性の例があります。

猫を追いかけて転んでしまい、急性硬膜下血腫ができて運ばれてきた女性がいました。担当医とご家族が話をして、「もう１００歳だし、手術は負担になるからやめましょう」ということになっていました。

その話を聞いた私も、患者さんの様子を見に行ってみました。すると、「まだ蘇生の可能性はある」と判断できましたので、「手術した方がいいんじゃないの？」と言ってみました。担当医は、「でもご家族は、１００歳だからもう無理をさせたくないとおっしゃっています」と。

そこでご家族をもう一度呼んで、「１００歳でも、川に落ちたら知らんぷりしないで助けますよね？　私なら助けに行き、まず様子を確認して、息をしていたら引き上げて助けるけれど、もし溺れて息をしていなかったらそのまま手を放します。ですから、まずは助けるために手術をしてみて、助けることができないと判断すれば治療を中止します。それでどうでしょうか？」とご提案してみました。

蘇生の可能性がある限りは全力で救命する。でも「いよいよダメだ」となったら、自然に任せた穏やかな死を演出する。どこから救命治療をしない判断をするのか、難しいところではありますが、適切な対応が求められるべきです。

結局、１００歳の女性の手術は成功して、１０４歳で亡くなるまでお元気だったそうです。もし手術しないままだったら、その女性は人生の最後の4年間を失うところでした。

家族みんなが幸せになる選択を

救命治療についてもう一つ、脳外科医として伝えておきたいことがあります。それは、絶対にあってはならないことなのですが、重症の患者さんの治療には、植物状態になってしまう危険性が常に付きまとっているということです。

北品川病院時代に、日本救急医学会で発表した時のことです。その内容は、重症のくも膜下出血の手術を12例取り上げ、2～3の成功例があったので、あきらめないことが大切だと訴えるものでした。

すると脳外科の日本の第一人者であった東北大学の教授が手を挙げて、「その成功例以外は、どうなっているんだ⁉」と。残りの患者さんたちは、亡くなったか、あるいは植物状態になった方たちでした。

それを聞いた教授は、「脳外科医は植物人間をつくっちゃいかん！　神様から人の脳を手術することを許されたわれわれは、患者さん本人とご家族のみなさんが幸せになる選択をしなきゃいけない。ただ命を助けて植物状態にしてしまうなんて、脳外科医がすべきことではない！」と怒られました。

本当にその通りです。

私もずっとそれを感じていて、極力患者さんを植物状態にしないよう、努力していたつもりでした。しかし、ガツンと言われたことで、改めて「生きる」ことと「生かす」ことの意味を考えました。

叱ってくれた教授に発表後にあいさつに行くと、励ましてくださいました。その後もその教授が亡くなるまで学会でたびたびお会いし、そのたびに言われた言葉を思い出して、お守りのように大切にして今に至っています。

この章のはじめでも触れましたが、患者さんのご家族や親しい人たちがどんなに助かってほしいと思っていても、植物状態が長くなると気持ちの区切りをつけられなくて難しい状態になっていきます。

もちろん治療の結果ではなく自然に植物状態になってしまうこともあるので、その場合は仕方ありませんが、医師が救命治療の引き際を判断できなくて植物状態、というのはどうしても避けなければなりません。

その場合には、治療をやめるという選択も必要なのです。私は、「もし植物状態になりそうだったり治療しても回復の見込みがなかったりしたら、治療をやめてもいいですか？」とご家族に聞くようにしています。１００歳の女性を手術する際、川に落ちたたとえ話をして、「息をしていなかったら手を放します」とお伝えしたのが、つまりはそういうことなのです。

救急医学会でも、「救命の見込みがなかったら、呼吸器を外す」ということも提言しているのですが、なかなか浸透していません。それが咎められて、警察沙汰になるかもしれないからです。関係者たちは尻込みしていて、賛同者が少ないというのが現在の状況です。

治療をやめる選択が、今の法律や倫理的な問題に引っかかる可能性があることはわかっていますが、きちんとご家族に話をして、納得していただいたうえで判断してもらう。患者さんを植物状態にしないために、そこは常に信念を持っていたいと考えています。

医療の不確実性と限界

それにしても、つくづく医療には不確実性と限界があると思います。

不確実性は、ダメだと思われる患者さんが回復したり、大丈夫だと思っていた患者さんが亡くなったり、どんな患者さんでも確実に「ダメだ」「大丈夫だ」と簡単に判断ではきないことです。最後には脳の状態から「残念ながら回復の可能性はない」と判断できるのですが、その前の段階までは「絶対」ということは言えないのです。

いくら自分では自信のある手術でも、私は「簡単ですよ」「絶対に大丈夫ですよ」とは言えません。しかし、患者さんを不安がらせてもいけませんから、「ほぼ大丈夫だろうと思います。慎重に最善を尽くします」という言い方をするようにしています。

また、どんなに頑張って手を尽くしても、その努力が及ばない時には、医療の限界を思い知らされます。

最初に思い知らされたのは、学生時代のことでした。ボランティアで難病の患者さんたちと交流した時、みなさん治療に向けて本当に努力されているのに、最後は亡くなってしまう方が少なくなかったのです。

医師になる前にすでに、限界があるつらさを知りました。そして医師になってからもそうした出来事に出会うたびに、限界という壁に跳ね返されるような虚しさを感じずにはいられません。

特に、プライベートな出来事ではありますが、私の両親が2人とも認知症になってしまった時もそうでした。脳外科医でありながら、両親ともに認知症にさせてしまった。治療が叶わなかった。そんな後悔の念に苦しめられました。

医療の不確実性と限界には、これまでもさんざん悩まされてきましたし、これからも悩み続けるでしょう。

もっと自分にできることはないか。

勉強して貢献できることを増やせないか。そういうポジティブな方向に発想を向けて、少しでも確実性を増して限界を壊せるように行動していきたいと考えています。

第5章
これからの医療

超高齢社会がもたらすもの

この章では、これからの医療はどうあるべきかについて考えてみたいと思います。これからの医療について考える時にはまず、現状の課題の認識が必要です。医療に限らず他のどんな分野でもそれは同じだと思いますが、現状の課題をあぶりだし、それを改善していくことで、「これから」をより良いものにしていかねばなりません。

そこで現代の医療では、どのような課題を突き付けられているのかを考えてみると、本当に多くの難しい課題ばかりが浮かんできます。たとえば地方や科によっての医師不足、医療事故のリスク、医療費の増大、ムダな医療行為など、挙げればきりがありませんが、中でも注目すべきは、高齢化に伴う医療問題が重要だと私は思っています。

高齢化は単独の課題ではなく、医療費の増大やムダな医療行為といった他の課題をも包括した大きな課題です。

全人口における65歳以上の割合を「高齢化率」と言います。日本の65歳以上の人口は昭和25年には総人口の5％に満たない程度で、昭和50年代になってもまだ、先進諸国の中では高齢化率が低い方でした。

ところが平成6年には14％を超えて、国連の定義による「高齢社会」に当てはまるようになり、さらに平成19年には「超高齢社会」と定義される21％も超えて、平成29年10月には27・7％に達しています（内閣府『平成30年版高齢社会白書』より）。

実に現代において、4人にひとり以上が65歳以上なのです。これを「75歳以上」に区切り直すと、13・8％で6～7人にひとり。先の『高齢者白書』では、今後75歳以上の人口がますます増えていくと予測しています。ここ数年では「人生100年時代」とさかんに言われるようになってきました。

このような現実の中で、医療は超高齢者への対応を求められているわけです。もちろん高齢でも健康な人もいますが、多くは何かしら生活習慣病などの病気を抱えています。そして、もっともみなさんの関心が高く社会問題にもなっているのが、認知症です。

日本では、平成24年の認知症高齢者数は462万人で、65歳以上の高齢者の約7人にひとりでした。これが2025年には700万人となり、約5人にひとりが認知症になると推計されています。認知症の前段階である軽度認知障害（ＭＣＩ）の人数まで含めると、なんと１３００万人にもなるかもしれません。

誰にとっても他人ごとではないということです。そしてまさに、私にとっても他人ごとではありませんでした。両親が２人とも認知症になってしまったからです。

平成16年の10月、利尻島の両親のもとを訪問してくれていた保健師さんから電話がかかってきました。「少し、お母さんの様子がおかしいのですが……」と。

東京の小金井に住む妹に、様子を確認しに行ってもらうと、言葉がしゃべりにくくなっていて、右半身に不全マヒがあるということでした。脳梗塞だということがわかり、それと同時に一気に認知機能が落ちていきました。

妹はその２か月前の８月にも実家を訪ねており、その時は特におかしな様子はなかったと言うのですが、もし脳外科医である私が様子を見ていたら、気づけていたかもしれません。

とにかく、まずは入院をさせて脳梗塞の治療をしましたが、利尻島に帰しても、もう両親２人では生活することができません。父も、母の様子がかなりおかしくなり、すっかり痩せてしまっていたのに気が付いていませんでした。つまり、この時点で、２人とも同時に認知症だったのです。

妹の自宅近くのグループホームに入所させ、その後、横浜総合病院の関連施設である介護老人保健施設の「横浜シルバープラザ」に移し、いつも自分が見に行ける環境におきました。

よりによって自分が脳外科医なのに、両親共に認知症になってしまったとは！　何とかしようと思い、自分なりに調べたり勉強したりして、薬の使い方も考えました。が、そこでわかったことは、やはり認知症は早期診断と早期治療が大切だということでした。

早急に認知症対策を

図らずもこの両親の一件で、認知症を非常に身近に感じることとなりましたが、もし両親の問題がなくても、私は、認知症ともっと切実に向き合わねばならない時期に来ていました。なぜならこの横浜総合病院がある横浜北部や近隣の川崎北部は、高齢化のスピードが全国№１だからです。このままいくと当然、地域の人たちの多くが認知症を患うことになります。

ここは日本の超高齢化の縮図ともなる地域で、これからの医療の課題が山積されているのです。私は、本腰を入れて認知症対策に取り組まなければならないことを切実に感じました。

認知症は早期診断と早期治療が大切なことを両親のケアで学びましたが、それを実行するには専門医が必要になってきます。専門医以外が対応することもあるのですが、私としてはぜひ専門医に任せたい。

そう考えていたちょうどその頃、秋田県立脳血管研究センターに勤務していた弘前大学の先輩、長田乾先生から、地元の神奈川に帰りたいと相談されました。先輩は、日本認知症学会の認定専門医です。

そしてまたちょうどその頃、あざみ野駅近くのビルの１フロアが空いていたので、そこに健康診断と各種ドックを受診できる「あざみ野健診クリニック」を開設することにしました。そこを、先輩にお任せすればいいと考えたのです。

クリニックでは、診察から認知症発症リスクを判定する「メモリードック」を受診できるようにしました。また、本院の脳神経センターでも、先輩を含む専門医3人が認知症の外来診療にあたるようにしています。

病院経営を考えれば、認知症の診療は経営にプラスにはなりませんでした。相談に乗る、話をよく聞く、というのが認知症の診療の中心ですから、患者さんひとりにかかる時間が長い。それはつまり、単価が安いということです。それでも絶対に必要だと思ったので、横浜総合病院では認知症対策に力を入れることにしました。

認知症診療に対しては、国も必要性を認めるようになり、平成28年度の診療報酬改訂で、「認知症ケア加算」が新設され、点数が付くことになりました。医療行為にはそれぞれ点数が決められていて、その点数によって診療報酬を算出しているのです。

つまりこれまでの状況と変わって、認知症にもお金が付くようになったのです。それなら認知症診療を行おうという病院が今は増え、十分な体制も整っていないのに認知症外来をつくってしまうという状況になっています。

診療報酬が付いたということは、つまりは「社会から求められていることなのに、対応が不十分ですよ。報酬を増やすから、しっかり診療してください」という国の方針の表れです。それだけ認知症は、切迫した課題であるということなのでしょう。

確かに日本社会全体の課題ではあるのですが、私はただ、自分の両親の経験から、地域に認知症外来を必要とする患者さんが増えるだろうと思っただけで、加算されるようになるとか国が推奨するとか、そんなことはまったく考えていませんでした。

社会に求められる医療

結局、患者さんのために何ができるかを考えると、それは社会や時代に求められることを行うということになるのです。認知症だけでなく、救急診療もそうです。

突然の病気やけがなど、患者さんが一番困った時に診ることこそ医療だと思って仕事をしてきました。ですから救急にも可能な限り対応したいと、できる限り受け入れてきたのです。診療報酬のことを意識したことはありません。

横浜総合病院の院長になる前から、救急部長として断らない医療を実践しよう、と言い続けてきました。その時は、救急医療に加算は付いていませんでした。それが、気づけばある時から加算されるようになり、どこの病院でも「救急車、救急車！」と言いうようになりました。それは、そこに点数がつくからですが、それは医療の本来の在り方の本筋から外れていると思います。

退院後の生活を見据えたケアを病院が行う入退院支援もそうです。

高齢の患者さんの場合、退院して家に戻っても老老介護になる人が多い。そんな患者さんを支援できないか、と提案する看護師がいたので、「それはいい考えだね。ぜひやってください」と。すでに支援の取り組みをしていた病院に見学に行かせて学んでもらい、横浜総合病院でも、できることから取り組みをはじめました。

具体的には、入院した時点で退院した後のシミュレーションをします。ご自宅に戻れるのかどうか。経済的には問題ないか。どんなサービスがあればいいのか。さまざまに検討し、看護師やソーシャルワーカーが対応します。

病院に入院するということは、日常とは違う生活になってしまうということです。患者さんにとっては、慣れないことばかり。できれば早く日常生活に戻っていただき、落ち着いた環境で療養してもらいたい。

そのためには介護士やヘルパーの助けが必要です。自分の親のことを思い出しても、ヘルパーさんが朝夕の食事を用意し、両親の生活のサポートをしてくれなかったら、利尻島で高齢の夫婦が2人暮らしをするなど、できなかったはずです。

数年前から当院では退院支援体制を整えていたのですが、平成28年度の診療報酬改定で退院支援加算が新設されてから、同じような取り組みをする病院がどんどん増えました。

認知症加算、救急加算、そして退院支援加算。すべて診療報酬の改定で加算がつくようになるよりも前に、横浜総合病院では、こういったことに取り組みをはじめていました。

ある時、「平元先生は先見の明がありますね」と言われたことがありますが、まったくそんなことはありません。

先のことを考えて経営面から決断したわけではなく、ただ目の前にある「必要とされること」を一生懸命にやってきただけなのです。

高齢の患者さんたちがいて、救急で運ばれてくる患者さんがいて、退院後の暮らしに不安を抱える入院患者さんたちがいる。医療者として、それぞれに誠実に対応した結果でしかありません。また、「誠実に」というのも当然のことです。

これからも、社会に求められている医療とは何なのかを考えていくつもりです。

治療から予防医療へ

早期診断と早期治療が必要なのは、認知症ばかりではありません。生活習慣病をはじめ、多くの病気で早期診断と早期治療が有効です。超高齢化がますます進むこれからは、確実に治療よりも予防医療の時代がやってきます。

「人生100年時代」は現実になりつつあります。しかし、100歳まで生きるたくさんの人たちが、元気で自立しているとは限りません。100歳まで生きることが当たり前ではない現在でさえも、介護なしでは生活が難しい80代、90代の人が大勢います。

大切なのは、単に寿命が延びることではなく、健康寿命が延びることなのです。

もちろん命というものは、存在するだけで尊いものではあります。だからこそわれわれ医師は何とか命を助けようとし、ご家族など周りの人々は「どんな形でも生きていて」と願うものです。

もちろん健康でなければ長生きの意味がないと言うつもりはありません。しかし「本人が幸せか？」と考えた時に、苦しくつらい闘病生活を送ったり自分の意志で動いたりすることができなければどうでしょうか。幸せの感じ方は人それぞれですが、健康で自立している方がずっと幸せを感じやすいことに、違いはありません。

ですから、予防医療でできる限り自分の健康寿命を長く保つ意識を多くの方々に持っていただけたらと思っています。

健康寿命を阻害する要因は、脳卒中、認知症、高齢者の骨折や虚弱です。これらの早期診断・早期治療を心がければ、高齢になっても自立して生きられる可能性が高まります。

横浜総合病院では、自身の健康に留意する地域の方々のお役に立てるよう、あざみ野駅前に、「あざみ野健診クリニック」を平成28年に開設しました。先ほども触れたように、こちらでは「メモリードック」を含めた各種ドックと検査を行っていますから、ぜひ多くの人に気軽に活用していただきたいと思っています。

ただ、「予防医療が大事」と十分に理解をしていても、自覚症状が何もないうちから自分でいろいろ検査してみようというほどフットワークの軽い方は、そう多くありません。高齢になるとますますその傾向は強くなっていきます。

会社など組織に属していた時には受診が義務付けられていても、退職してしまうと「検査した方がいいだろうけど、時間がない」「億劫だ」とそのままにしてしまうこともあるでしょう。

そこで私が考えているのが、病院に来ている人を、トータルで検査すること。たとえば脳外科の外来で、骨粗しょう症の検査をおすすめしています。「脳外科の患者さんに、なぜ骨の検査するんですか？　関係ないでしょう？」と言われるのですが、間違っても金儲けのためではありません。

これからリスクの高まる高齢者の骨折や脳卒中、認知症に備えて検査するのです。余計なお世話かもしれませんが、その患者さんの健康をトータルで診たいからです。患者さんも「骨の検査まで？」と口では言いますが、きちんと結果を示して説明すると喜ぶ人が多いのです。

「骨の調子、心配ありません。しばらく骨折しそうにないですね」と伝えると、安心してくれるものです。逆に注意が必要なら、「自分の骨はもろい」とわかっているだけで無理な動きを避けたり転ばないように気を遣ったり、対策ができます。

他にも臨床心理士による「臨床心理テスト」を受けてもらうこともあります。少しでも、もの忘れが気になるところがある人には、「1回、受けてみませんか？」と。「私は認知症じゃないです」と拒まれる方もいますが、「別に認知症だというわけではありませんよ。健康診断も健康な時にするでしょう？　今の状態を調べておけば、これから2〜3年後にもの忘れがひどくなったら、今の状態とくらべることができます。そのために行うのです。ぜひやってみましょうよ」と勧めます。

しぶしぶテストを受けても、正常だということがわかると、「いやー、ありがとうございます！　じつは結果が心配で眠れないぐらいでしたが、安心しました」と顔をほころばせる患者さんがほとんどなのです。

病院にはみなさん、治療を求めてくるものですが、安心を求めてくる人もいます。ですからこちらから検査を勧めると、はじめは「検査代で儲けようとしている？」と思う人もいるかもしれませんが、検査後の説明とフィードバックさえしっかり行えば、安心できて嬉しいというケースがほとんどなのです。

また、患者さんの付き添いの方に検査を勧めることもあります。高齢のご夫婦で、いつも付き添いで来ていた方の姿が急に見えなくなって「どうされましたか？」と聞くと「亡くなりました」ということも何度か経験してきました。これは配偶者の世話をしている方が、じつは病に侵されていて先に亡くなってしまう、というケースです。

相手のことばかり考え、自分の健康がおろそかになってしまう方も多いのです。病院に来ていて、せっかく医療に接するチャンスがあったはずなのに、病気を早期診断・早期治療することができないのは、非常に残念だと思います。

ですから私は、付き添いの方にも声をかけます。

「ぜひ検査をしてみましょう。何年も私の外来に付き添いで来てくれて、知らない間に具合が悪くなっていた、なんていうことがあったら申し訳ないですから。まずは頭の検査から一緒にやりましょう！」と。

この場合も、はじめは消極的でも、やってみて異常がないとなると「ありがとうございました！　ずっとやってみたかったけど、言い出せなかったのです。でも、これで安心です」と喜んでもらえます。

余計なお世話かもしれませんが、ひとりでも多くの人に予防意識を持っていただき、それが健康寿命を延ばすことにつながればいいと考えています。

自分の終末期を考える

予防意識を持っていただくのと同時に、患者さん側にぜひ意識しておいていただきたいことがあります。

それは、「自分が最終段階でどう生きたいか」を考えておくことです。

今、ＡＣＰ（Advance Care Planning）という考え方が注目されていますが、これは終末期までを想定した今後の自分の医療について、あらかじめ決めておくことです。平成30年11

月に厚生労働省は、ＡＣＰの愛称を「人生会議」に決定し、人生の最終段階における医療の普及・啓発に取り組んでいます。

具体的には、将来の医療及びケアについて、患者さんご自身を主体にしながら、そのご家族等の近しい方々や医療関係者も一緒に話し合いを行います。そして最終的には、患者さんの人生観や価値観、希望に沿った医療のあり方を明らかにし、それを文書化しておきます。

このプロセスは、患者さんご自身が望まぬ最期を迎えないようにするために、とても重要なことです。医療の発達で延命の可能性がますます広がっていくこれからの時代、きちんと自分の意思を示しておかないと、不本意に延命されて残念な人生の終わり方になってしまう可能性も大きいのです。

このＡＣＰは、通院や入院などですでに医療機関との関係ができている場合に、医療チームを含めて話し合っておくものです。が、もしいつもは元気で病院と縁がなかった人が死に直面したような場合はどうでしょうか。その場合も、普段から周りの人に意思表示をしておくことが重要になってきます。

たとえば脳卒中で運ばれてきたご高齢の患者さんがいたとしたら、「ご自分が倒れた時にどうしたいか、お話を聞いておられますか？」とご家族に聞いてみます。そこで、「無理な延命は望まないと日頃から言っていました」と言うなら、そのまま個室でご家族に見守ってもらう。そして数日後、静かに亡くなっていきます。

ところが、そういう話をしたことがないとなれば、呼吸状態が悪くなったら気管に管を入れて人工呼吸器を装着しなくてはなりません。いくら意識がないといっても、ご高齢で鼻からチューブを入れて横たわる姿は、穏やかには見えません。「これで良かったのかな？こんなことを望んでおられたかな？」と心配になります。

かつての医療は「命を長らえる医療」でしたが、これから必要になってくるのは本当の意味での「終末期の適正医療」です。医療技術の進歩で、寿命が延びすぎたために、本人の意思とは関係のないところで生かされているという弊害が出てきています。

本人の意思がわからなければ、病院に入ってすぐに栄養管理のために鼻から管を入れられる。でも、いったん入れてしまったら、途中で簡単にやめることはできません。そのうち意識がはっきりしない状態で容態に変化もなく、普通の病院では預かり切れなくなって

健康寿命を延ばすために

私は、人間という生き物は、時が来たら順番に席を譲っていかなくてはならない生き物だと考えています。「時が来たら」というのはつまり、私に言わせると「健康でいられなくなったら」ということです。この最後まで健康で生きることができた存命期間のことを健康寿命と呼んでいます。

少し言葉はキツイかもしれませんが、日ごろから私は患者さんたちにも、「国は国民にピンピンコロリを望んでいるんだよ。つまり、寝たきりにならないように。寝たきりになったらその期間をできるだけ短くしてほしいんです。不健康な寿命を延ばすな！　健康寿命を延ばせ！　ということだよね」とハッキリ言っています。

だからこそ、国民のみなさんは、健康寿命を阻害する脳卒中や認知症、がん、骨折などの予防に努めるべきだと考えています。脳卒中や認知症の発症には生活習慣病が絡んでくることもあるので、それも含めてしっかりとしたチェックが必要です。骨折予防には骨密度の検査。また、男性の65歳以上の3分の2、女性の半分ががんになる時代ですので、がん検診も怠りなく受けましょう。

そして早めに自分の体の状態を知った上で、健康で長く生きるためには何をしたらいいかを一人ひとりが考えるような世の中になっていかなくてはなりません。それが国民一人ひとりの健康寿命を延ばしていくことにもつながります。

では、この健康寿命。ただ体が健康であればいいのでしょうか。

もちろんそうではないことは、みなさんもよくおわかりのことでしょう。やはり思い出すべきは、先にも述べたＷＨＯの健康の定義です。つまり、身体的にも精神的にも社会的にも健康な状態でなければ健康とは言えないのです。

肉体の健康にとどまらず精神的にも社会的にもというと、少しハードルが高いような気もしますが、国民がみな健康だと言えるためには、日本の社会自体が健全になればいいのかなとも感じています。

つまり自分さえ体が健康で長生きできればいいというものではなく、「本当の健康には道徳観念が必要」とでも言えばいいでしょうか。今は、あまり「道徳」を持ち出す時代ではないので伝わりにくいかもしれませんが、気を付けないと、本当に自分勝手な世の中になってしまいかねません。

たとえば貧しい途上国で生まれると、医療レベルが低く死亡率も高まりますが、私たちはそうではありません。日本という、医療だけでなく環境も整った国に生まれているのです。そんな恵まれたところで生きていて、他を思いやる気持ちが持てないというのは残念なことです。

おこがましいかもしれませんが、これからみなさんに私がお願いしたいのは、病気やけがの予防と同時に、社会の一員でいることを深く考えてください、ということです。

健康寿命を生きるということは、社会で何かをやり続けるということ。自立して社会生活を送れるならば、１００歳でも１１０歳でも長生きできるといいのです。

そして元気な高齢者が社会とつながっていく。病院のボランティアや、学校の通学路での生徒の見守りなど、高齢者にもできることはたくさんあります。これからは元気な高齢者を国や自治体が組織的に集めて、役割を果たしてもらうようになることが理想です。

人の役に立ちたい人は、今でもきっとたくさんいるはずです。一億総活躍社会を首相が提言するなら、ぜひ実現してほしいです。そうなった時に、本当の健康長寿社会がやって来るのだと思います。

ＩＴの進化と医療

これからの医療において、超高齢化に対応していくことが最重要課題であることは、十分にご理解いただけたと思います。では、科学技術の側面から見た「これからの医療」はどうなっていくでしょうか。

ますます進むＩＴ化社会の中で、医療は、ＩＴの恩恵を十分に受けられる分野です。たとえば横浜総合病院を中核として、地域の開業医のみなさんと連携するシステムを構築できれば、終末期医療に役立ちます。患者さんのデータを集約したステーションを設けて、血圧や睡眠時間、運動量など患者さんが自分で測定したデータを送れるようにしておく。そうすれば在宅医療でも、医療機関との連携がよりスムーズになるでしょうし、患者さんの状況に応じて総合病院やかかりつけの医院が役割を果たせるようになります。

それこそ私がずっと気にかけていて、私の夢とも言えるへき地医療にも、ＩＴは力を発揮します。今は医師と患者さんをスマートフォンのアプリでつなぐ、オンライン遠隔診療が実現しています。私が利尻島にいた頃には、考えられなかったことです。

こうしたアプリでも、やはり患者さんのデータを入力するようになっています。データが集積されていけば、近年進歩の著しいＡＩがそれを分析して、その患者さんに最適な治療方針を打ち出してくれるようになるかもしれません。そうすれば、医師不足に悩むへき地にも十分な医療を提供できる可能性があるのです。

今、いろいろなところで、ＡＩ技術を利用して医療の可能性を広げる試みが動きはじめています。頼もしいことですが、一方でかなりの予算を必要とすることが多いのも事実で、技術があればすぐにそれを活用できるとは限りません。

しかし在宅医療の質を高めて終末期を充実させることや、へき地でも十分な医療サービスを受けられるようにすることは、日本が「健康長寿国」になるために必要なことであるはずです。医療界でも、政治力のある人がうまく国から予算を引き出して、ＩＴ化やＡＩの活用をどんどん進められるといいと思います。

そういった意味では、私は医師としての仕事に精いっぱいで、そうした根回しとは縁遠い人間です。しかし院長となり対外的にもいろいろな役割を任されるようになった今、日本の医療の未来のためにもっと行動していきたいと考えています。

第6章

横浜総合病院がめざすもの

地域の中核病院としての横浜総合病院

川崎市との境に近い横浜市青葉区の北部・すすき野の地に、昭和51年に開業した横浜北中央病院。

それが、横浜総合病院の前身です。平成6年に横浜市の行政区が再編されて、今は新設された「青葉区」となりましたが、当時はまだ「緑区」の一部で、その名の通り緑豊かな土地でした。

昭和41年に東急田園都市線が路線を延長したため、この地域で急激な人口増加がはじまりました。日本住宅公団の大規模団地「すすき野団地」が建設され、横浜北中央病院は、この団地の中に１００床規模の病院として誕生しました。

その後も田園都市線沿線は急速に発展していき、横浜北部地区の人口はますます増えていきました。すすき野は、あざみ野駅から車で10分ほどの町です。交通の便がいいエリアとは言えませんが、増えていく地域住民の健康をサポートする病院として、横浜北中央病院の年々の役割は高まっていきました。

人口が増えるにつれて、１００床規模の病院では対応が難しくなっていきます。そこでもっとベッド数を増やそうと、１㎞ほど離れた現在の場所に移転し、３００床の横浜総合病院として再スタートを切ったのです。それが昭和63年のことでした。

横浜総合病院が地域の期待を担って開院してから、今や30年の月日が経とうとしています。私は翌年の平成元年から勤務しているので、病院の歴史をほぼ見守ってきたことになります。

第2章でもお話したとおり、「もう辞めよう」と思ったこともあった私が、院長を務めることになっていつの間にか15年。その間、多くの人のご協力や病院スタッフの献身によって、本当に支えられてきました。

私が院長になってからは、理想の病院を追い求めて、常にそれを発信し続けてきたつもりです
そしてそれを受け止めてくれるまわりの人々がいるおかげで、横浜総合病院は、少しずつ「地域にある病院」から「地域に欠かせない病院」に近づいているのではないかと思います。

横浜総合病院は大学病院でもなければ、大規模な団体を母体として全国に展開する病院でもありません。本当に地域に根差した、地域のための病院です。田園地帯だった横浜市北部の発展を見つめながら、そこに暮らす住民のみなさんの健康のために貢献してきた病院だと自負しています。

このように地域と共に育ってきた特徴を持つ病院というのは、珍しいのではないでしょうか。ですからこそ、総合病院であることを活かしながら、地域の中核病院として責任を果たしたいと考えています。

「心技一如」を目指して

当院が学校法人桐蔭学園と深く関わりを持たせてもらっていることは、すでにお話ししました。学校教育も、地域貢献の一つです。教育も医療も「地域のために」という意識を土台にして、このエリアの開発当初から同じ方向を向いて歩みを進めてきました。

桐蔭学園の理事長であり、横浜総合病院の理事長も兼任していた鵜川昇先生が、当院の「心技一如」という理念を掲げてくれました。病院が経営危機に陥った時には、サポートをしてくださった、横浜総合病院の歴史においてなくてはならない人です。教育者であった鵜川先生から、この言葉を受け継いでいる意味は重いと思います。

医療というのはやはり、技術だけではなくて人としての心が大切。しかも前提として、技術と心の両方を伴っていなければならない。教育者らしい教えです。そして、私も長い間医師として働いてきて、まさに医療には技術も心も必要だと感じています。

医療技術の進歩には目覚ましいものがありますが、医療の中心にいるのは患者さんであり、そのまわりには、医師をはじめとした医療関係者が存在しています。

「人間対人間」であることをいつも忘れず、きめ細やかで丁寧な応対、診断、説明を心がけるのが医療関係者の務めです。

患者さんを不安の中に置き去りにしたり、何気ないひと言で傷つけたりしないように気をつけよう。医師になって初めの頃はそこにとても気をつけていました。

とはいえ、毎日たくさんの診療を「こなす」という感覚になってくると、そうした気遣いを忘れがちになってしまいます。

たとえば「回復するまで十分な休養が必要です。仕事は休んでください」と患者さんにアドバイスをしたい時、それを聞いた患者さんがどう思うのかをまず想像してみることが大事になります。歩合制の仕事だったり時給換算で給与をもらっていたりする人は、生活のために休みたくても休めないかもしれない。

病気を治すことだけを考えればいいわけではなく、患者さんの生活も含めた背景まで考えられる医療が今は求められています。

そして、そのために必要なのが、心ではないでしょうか。
患者さんが求めているのは、病気の治療と病院のもてなしだと思うのです。治療技術がしっかりしているのは当然のこととして、それだけではなく「本当に自分のことを考えてくれている」と感じてもらえる親切とサービス。誰だって、自分が大切にされていると感じられたら嬉しいものです
技術と心、このどちらをもトップレベルにすることで、地域のみなさんに愛され、信頼される病院になることができると思います。

病院内で連携する、地域でも連携する

「心技一如」を肝に銘じながら地域のみなさんの健康をしっかり守るために、病院としてどのような工夫ができるのか。横浜総合病院では、これまでもさまざまな試みを実践してきました。

たとえば、センター方式の診療部門。これは、内科、外科の専門医同士が垣根を越えて連携できるようにするというシステムです。

一例を挙げれば、循環器科と心臓血管外科の連携によって循環器疾患に対応する「ハートセンター」がそれにあたります。心臓に疾患のある患者さんに内科的なカテーテル治療でも外科的なパイパス手術でも、どちらが必要となっても、この「ハートセンター」が存在することで、スムーズに提供することが可能になりました。

他には、私の専門である脳神経外科と神経内科とが連携した「脳神経センター」、外科・消化器外科・消化器内科からなる「消化器センター」、そのほかには「創傷ケアセンター」「腎

センター」といったものが存在し、患者さんの状態にあわせた柔軟な診療体制を実現しています。

センター方式は院内の連携ですが、他の医療機関と連携する「地域医療総合支援センター」も開設しました。ここでは病床管理、退院支援、地域連携、在宅診療の担当部門が一体となって、患者さんと地域の医療機関や施設をつなぎ、より良いサポートができるようにしています。

具体的には、地域の開業医の先生から患者さんのご紹介を受けたら入院を調整し、患者さんの生活背景を調べて退院後にまで気を配り、必要であれば施設の紹介や訪問診療も実施するということです。

こうした地域との連携をまとめていくことは、大学病院と違って当院のような中規模のこまわりのきく民間病院だからこそできることでもあります。

開業医の先生の中には、訪問診療に熱心だったり、丁寧に一人ひとりの患者さんと向き合っていたり、総合病院ではできない医療に取り組んでいる方も多くいらっしゃいます。

そういう先生方と協力して、当院が担える総合診療で最大限のサポートをしていきたいとも考えています。

第5章の『これからの医療』では、IT化の進む社会で総合病院が中核となる地域医療の連携を挙げました。横浜総合病院ではすでに地域との連携体制は整えていますので、このシステムをITの進化でもっと強力なものにできたらいいと考えています。それが、私が医師をめざす原点となったへき地医療の現代の問題点を改善することにも役立つと思います。

救急受け入れの強化

横浜総合病院は、開院当時はあまり積極的に救急患者を受け入れていませんでした。野戦病院のような北品川病院から移ってきた私にはそれは衝撃でしたが、のどかな地域の小さな総合病院だったので、救急に不慣れだったのかもしれません。周辺には聖マリアンナ医科大学病院や昭和大学病院があり、救急車の方が大学病院などの大病院を選択していたんだと思います。

しかし、私はそれではいけないと思いました。

曲がりなりにも、横浜総合病院は二次救急拠点病院なのです。二次救急拠点病院とは、主に救急車で搬送されてきた、入院が必要な患者さんの病気やケガに対応する病院のことです。その役割を、きちんと果たさないわけにはいきません。

私は横浜総合病院に移ってきてからも、過去の経験から救急部長になり、もっと救急患者を受け入れようと提言をしました。残念なことに、あまり賛同が得られなかったのですが……。

それは、むやみに救急患者を受け入れて、何かあったら大変だという自己保身によるものでした。

救急車で運び込まれるのは、だいたいは重症の患者さんです。「ムリに重症患者を受け入れて、何か問題でも起きた時にはいったい誰が責任を取るのか⁉」と私が院長になったあとに議論になった時、私は思わず言い返しました。

「責任を取れるのは、院長の俺しかいないだろ？　君たちでは取れないんだから、責任の所在を気にする前に、ちゃんとやるべきことをやってくれ！」と。

「救急」ということは、文字どおり急いで救わなくてはならない患者さんたちです。まさに一刻を争う医療が求められているのです。その要請に応えられなくては、医療者とは言えないのではないか。院長として、私が責任を負うことも当たり前と考えたのです。

その強い想いがあったので、私は自ら積極的に救急車を受け入れてきました。地域の人に緊急に求められた時に、役立てることが真の地域医療です。


病院スタッフも私の考えを理解してくれるようになり、救急の受け入れはだんだん増え、その効果も出てきました。今では24時間、365日体制で救急医療を行っています。

救急を渋っていたスタッフたちの、「重症患者を受け入れても適切な診断ができずに助けられなかったら……」という心配が現実になったら困るので、当直体制を万全なものにしています。

内科、整形外科、循環器科、脳神経外科の4人の医師を常時当直に配置。それに消化器外科も加えて、計5人が当直する日もあります。

そして救急室当番医が「専門医の診察が必要」と認めた場合には、専門医を呼んで診察をするようにしています。たとえば心筋梗塞では、循環器科の医師が当直しているので1時間以内にカテーテルができるため、急患でも助かる率が高いのです。脳卒中も、薬を使っても良くならなければ、脳神経外科医がカテーテル治療をして麻痺を直すことができる。そういうケースが増えています。

300床規模の病院で、これだけ充実した当直体制を取っている病院は、決して多くはないと思います。救急の患者さんの治療体制はできているのですが、横浜総合病院の認知度はまだまだ低いのが現状です。近隣には複数の大学病院があるうえ、ここは青葉区北部で川崎市麻生区と隣接しており、麻生区にも救急病院が多くあるため、ある意味救急の激戦区です。その中でもっと「選ばれる病院」になりたい。

実際に救急診療を任せていただき、治療レベルを知ってもらえれば、より重症患者を救えますし、地域に貢献できるはずです。

ハード面での改革

まだ十分とは言えないかもしれませんが、院長に就任してからの15年間で、少しずつ病院の改革を続けてきました。院内での連携や地域との連携、救急の強化の他にも、ハード面で大きな決断をしています。

まずは、平成28年6月にあざみ野駅前に開設した「あざみ野健診クリニック」。第5章でもお話したように、認知症対策を含む予防医療の強化を狙って「脳と体の健康をサポート」をコンセプトに診察を行っています。このクリニックは今後の超高齢化に伴い、「治療から予防医療へ」を実現するために、必要とされるクリニックです。

交通の便のいいい駅前で検査をしていただき、保健指導で地域のみなさんの健康をサポートします。必要があれば本院での二次検査を行うので、フォローアップ体制も万全です。健康診断や人間ドックが「面倒だ」と感じている方々にとっても、比較的気軽に受診していただけるのではないかと思います。できるだけ検診の心理的負担を少なくすることも、病院側の大事な務めです。

平成28年には大掛かりな設備投資を行い、医療設備のリニューアルと院内のＩＴ化を進めました。

病院全体の診療・会計業務のシステム化、電子カルテの導入をしたことでさまざまな場面で効率化が実現しています。

医療にもっとも大切なのは「心技一如」が表す「人の技と心」というソフト面ではありますが、ハード面に着目することもやはり大切です。設備が新しくなったりＩＴ化したりすることで、患者さんの負担を少しでも減らせるなら、ハード面の進化にも日々注目していく必要があります。

これからはトータルな医療を

ここからさらにステップアップしていくために、横浜総合病院がめざしていくのは「トータルな医療」です。

私が脳外科の外来診療をしていてつらいと思うのは、何年もずっと脳を診ていた患者さんが、じつはがんになっていたというようなケースです。

長い間病院に通ってくれていたのに、脳の様子ばかり診ていてがんに気づくことができなかった。脳外科での診療でがんに気づくのはなかなか難しいことかもしれませんが、やはり悔しさや申し訳なさがあります。

そしてトータルな医療を提供しなければ、総合病院としての意味がないとも思います。トータルな医療は、予防医療にダイレクトにつながっているのですから、これからはぜひ実践していくべきです。私が脳外科の外来で骨粗しょう症の検査を行っているのも、そうした想いの表れです。骨粗しょう症だけでなく、認知症や心筋梗塞の予備軍なども脳外科で見つけていきたい。

他の医師たちにも患者さんの様子を細かく見て、少しでも気づくことがあれば、患者さんに他の科にも回ってもらうように勧めています。

高齢化に伴い、複数の病気を持っている人もいます。何かの疾患で病院に通ってくる人の健康を、病院全体で支える。そんな動きが全国の総合病院で広がったら、ただやみくもに国民に検診を呼びかけるよりも、病気の発見率は上がるのではないでしょうか。

発想を柔軟にして、病院もスタンプラリーで検査を推奨すればいいのかもしれません。1月は脳のチェックをしたから2月は胃のチェックをして、3月は……と毎月きちんと病院内で検査を受け、コンプリートしたら何か景品がもらえるとか。

実現できるかどうかはわかりませんが、こういったアイデアも、病院らしくないかもしれませんが、今後の医療のためには必要だと考えています。

医師は病気と向き合うだけでなく、病気の予防につながるアイデアをいろいろ考えることでも患者さんたちに貢献できるのです。

今後の日本の医療は、病院が医療レベルを上げることは当然ながら、患者さんたちのためにいかに改革していけるかが問われています。そうした姿勢も、地域のみなさんに信頼していただくための大事な要素です。

「横浜総合病院の整形外科に通っていたら、がんを早期に発見できた」とか、「元々はお腹の調子が悪くて病院に行ってみたけれど、ついでに白内障がわかった」とか、そんな声を聞けるように、横浜総合病院の医師たちの意識を啓発していきたいと思っています。

地域医療の行きつくところ

ところで、ここまで「地域のために」という言葉を幾度となく繰り返してきましたが、では改めて「地域医療とは何か？」についてをここでは考えてみたいと思います。

「地域」とひと言でいっても漠然としていて、その時その時で意味する範囲は違ってくるものですが、医療の場合は、やはり病院を中心としたある程度の領域をさすのが妥当ではないでしょうか。つまり自宅から公共の交通機関を使っても30～40分程度で病院に通える、あまり遠くない程度の領域です。

あまり広範囲に捉えると、細やかな健康のサポートが難しくなります。

今後、高齢者がどんどん増えていく世の中で、遠くの病院まで通うのが負担だという患者さんも増えることでしょう。これまでは通勤のついでに都心の病院を利用していた人も、退職して家にいるようになると、体調が悪いのにわざわざ出かけていくことがつらくなってきます。
高齢者の運転免許証の返納を推奨する動きもありますから、ますます移動範囲が狭くなる可能性もあります。そういった背景もあって、これからさらに地域医療は必要とされるのです。

私が考える地域医療は、当院の近隣にお住いの方たちに何らかのかたちで関わって、健康管理がしっかりできること。そして、いざという時にはいつでも中核病院と地域のクリニックとが連携して患者さんに対応できる、そんな医療です。介護施設や在宅医療まで、地域の医療機関が手を取り合った輪の中で、相互に助け合えるといいと思います。

そうしたかたちを国も望んでいるので、これからは徐々に実現していく可能性がありま す。やはり、医療の問題は、行政も関わってみんなで意識を高めていかなくてはならないでしょう。

そしてそんな地域医療の行きつくところは、地域住民の看取りなのではないかと思っています。

この本の中でも繰り返し私の考えをお伝えしてきましたが、自らの意思とは関係なく今の医療によって生かされている患者さんたちは、本当に幸せなのでしょうか？　地域のみなさんには、本当に望むかたちで、できれば穏やかに人生を終えていただきたい。

もし回復してまた人生を楽しめるのなら、１００歳でも喜んで治療します。手術でも投薬でも、その時はつらいかもしれませんが乗り越えてもらいます。でも、そうでなければ「治療しない医療」が患者さんのためになることもあると思うのです。

そうすると、「積極的な治療をしない病院」があってもいいと思いませんか？　がんでいうところの、ホスピスのような緩和ケア施設をイメージしてみてください。

現在、日本でホスピス緩和ケアを受けられるのは「主として苦痛の緩和を必要とする悪性腫瘍の患者又は後天性免疫不全症候群（エイズ）の患者」となっているため、他の病気で苦しい終末期を迎えていたとしても、ホスピスには入所できません。

それなら逆に、どんな疾患でも、老衰でも、死を迎えるばかりになっている人なら誰でも入れる緩和ケアの病院があってもいいと思いませんか？

回復の可能性がなく、延命治療を望まない患者さんたちに対して、積極的な治療は何もしない。

身体を拭いたり床ずれのケアをしながら、穏やかにすごしてもらい、痛みや発熱の症状の緩和だけをする。そんな病床があってもよいと考えています。

今のところ、日本ではこういった終末ケアをする場所が少ないので、そんな看取りの場を考えていきたいと思っています。日本では現在、年間約130万人もの人が亡くなっていて、2030年にはそれが160万人に増えるとも言われています。

これからは、多死社会を迎えます。

少子化で人口は減っていくため、病院が増えていくということはないでしょう。看取りの場は減っていくばかりですが、こういった病院があってもいいのではと思っています。

核家族が多いので在宅介護では老老介護か、せいぜい介護の手を期待できない働く独身の子どもがいるぐらい。それでは家の中をきれいに整えることもままならないし、介護者となるご家族も自分の体力や時間をやりくりできないジレンマで苦しみます。悲しいことに、在宅で穏やかな死を迎えることも、十分なサポート体制がないと難しくなっています。

だからこそ地域の中核病院である横浜総合病院で、最後までケアをすることができたら……。地域医療の行きつくところで、真のトータルな医療が完成すると思っています。

緑成会倶楽部

しかしながら、本当に行き届いたサービスを提供しようと思ったら、病院には限界があるのです。法律で病院の非営利性が明言されているからです。

病院行われているすべてのサービスを保険診療内や無料でできるのであればいいですが、それは残念ながら理想の範囲を越えません。どんなに地域に貢献したいという気持ちが強かったとしても、財源がなければ何もできないのです。

それに、人が人生を終える時をしっかり見守ろうと思ったら、医療分野だけのケアでは足りません。葬儀を取り仕切る人はいるのか、家は処分するのかしないのか、相続問題はないか、遺された人の生活は大丈夫なのか、等々、生活全般にわたって解決すべきことがたくさんあります。

そこに必要なのは法務や税務の専門家だったり、専門業者の方々です。ただ、できれば安心してお任せできるところにつなぎたい。だまされて法外な金額を支払わされたりすれば、結局は亡くなった人も遺された人も不幸ではありませんか?

では、病院としてはどうすればいいのか。

横浜総合病院では、今ひとつの構想を考えています。それは、病院を運営する緑成会を母体とした「緑成会倶楽部」というサポートサービスの発足です。

具体的な組織として動き出すにはまだまだですが、経営は病院とは切り離しつつ、医療、介護の他、地域のみなさんに老後を安心して暮らしていただくためのさまざまな問題に対処するサービスを提供する場があればどうだろうかと考えています。医療の部分は横浜総合病院が担い、あとはそれぞれの専門家に集結してもらうのです。

横浜総合病院は、これまでも地域に根ざして歩んできた病院だけに、住民のみなさん、特に高齢者のニーズはデータとしても集積されています。緑成会倶楽部はコーディネーターとして、地域のみなさんを必要な専門家につなぐことができると考えています。

開発がはじまった当初に移り住んできた住民のみなさんは、ここで暮らし、子育てをしてきました。子どもたちは立派に成長し、独立して地方や海外に行ってしまっているケースも多い。少し心細さを感じている人も、決して少なくないのではないでしょうか。

それと同時に、この地域には若いファミリーもどんどん流入してきています。高齢化が進みつつ若い人も増えている、めずらしい地域なのです。

私たちが中心となり、医療を軸とした安心を提供するシステムが実現したら、それは若い世代にとっても安心できることに違いありません。緑成会倶楽部としては高齢者に目を向けることになりますが、地域医療には子どもや若い人たちももちろん含まれていますし、こういった世代には「歳を取っても将来は安心」と思っていただけることでしょう。

横浜総合病院は、今後も医療分野でできる限りのサポートをしていきます。緑成会倶楽部の構想がこれからどう実を結ぶのかは、もう少し時間をかけてみなくてはいけませんが、病院の役割だけはぶれずに果たし続けたいと考えています。

第7章

医師をめざす人へ

医師になるために必要なこと

近年、医師をめざそうと考える高校生は増えていて、医科大学や医学部の競争率・偏差値が非常に高まっていると聞きます。志のある若い人たちが、希望を持って医師をめざしてくれることは、医療界の人間として大変うれしいことです。

ただ、みんながみんな「志」を持っているかどうかと言えば、そうとも言い切れないのが現状です。

医師をめざすみなさん、どうして医師になりたいのですか？

資格があって失業の心配が少ない職業だからですか？　たまたま成績がよくて、難関の医学部に入って優秀さを証明したいからですか？

社会的に一目置かれる立場になりたいからですか？

高収入を見込めるからですか？

医者の子どもとして生まれ、自分も医者をめざすように育てられたからですか？

もしこのような理由なら、「医師になる意味」をもう一度よく考えてみてください。

医師は人を助ける仕事です。

「そんなのわかっている」と思うかもしれませんが、この意味をよくよく理解すると、簡単なことではありません。

患者さんのために自分は何ができるのか。常に自分自身や自分の家族の身に置き換えてみて、親身に考える必要があります。医師には、そうやって、患者さんと接していく想像力が必要です。

時には患者さんのために自分自身のことは後回しにすることもある。友だちとの約束を断らなくてはならなかったり、眠くてたまらないのに夜中に起きなければならないこともあります。それを理解しておかなくてはなりません。

何もこれは「滅私奉公ですべてを診療に捧げろ」ということではありません。患者さんが急変した時や亡くなりそうな時には駆けつけるとか、夜中でも起きて救急患者に対応するとか、医師としての使命感があれば、せめてそのぐらいの重要な局面には嫌な顔をせずに患者さんを優先する行動をしてほしいということです。

それも「仕方がないから患者さん優先」ではなく、自ら「貢献したい」という気持ちを持っていなければ、長年医師として働き続けることがつらくなってくると思います。

患者さんの不安を想像し、貢献したい気持ちを自然に持つことができる。これこそが医師になるために必要なことです。しかし残念なことに、そういう資質を備えていない医師もたくさんいます。

勤務時間外には病院に来ない。当直で夜中に救急患者に対応する時に、不機嫌になる。特にこの頃では、働き方改革で「夜中の患者の死亡確認のために主治医を呼び出す必要はない」「研修医に残業はさせない」といった方針が打ち出されています。

確かに働き過ぎなどの課題はあるにしても、自分の患者さんが亡くなる時ぐらい、駆けつけるのは当たり前だと古い人間の私は思っています。


最近では、本当に医師もプライベート重視になってきました。以前は考えられないことでしたが、まるで会社勤めのように9時～5時勤務の医者が当たり前になりそうな雰囲気になっています。

サラリーマンのみなさんだって、定時には帰れず夜中まで働く人は大勢いるのに、高い給料をもらっている医師がそんなことでいいのでしょうか。医師には社会的な役割があるのに。

私は、聖路加時代の「夜中にポケベルを鳴らしてもらえることに感謝しなさい」という医長の言葉を、今も大切にしています。自分が寝ている時にも自分の患者さんを診ていてくれる看護師さんがいて、何かあれば患者さんのためを思って伝えてくれている。そうやって感謝する姿勢が、医師にとっては大事なのです。

夜中の救急車にしても、医師である自分はもちろん、看護師も救急隊員も、正直なところできれば夜中に働きたくはない。でも患者さんがいる限り助けるのが医療者の務めなのだから、それならみんなで「ご苦労さまです」と言い合いながら笑顔で働いた方が気持ちがいいに違いありません。

こういった状況に違和感なく笑顔になれる人には、ぜひ医師になってほしいと思います。

精神的な自立を

医師になりたい人の理由はさまざまかもしれませんが、医学部を志望している人は、ぜひもう一度自分と向き合ってみてください。

自分のことは後回しにして患者さんのために働くという気持ちが本当にあるのか。クリスマスを恋人と過ごせないとか、長期の旅行が難しいとか、自分にとって損になることも引き受ける覚悟があるのかどうか。自分に医師の資質があるのかどうか、そこは自分の将来のためにもとても重要なポイントです。

たとえば自分のことばかりしか考えられないうちは、まだまだ精神的な自立ができていません。精神的な自立ができていない医師が、責任をもって患者さんの健康を支えることなどできないのです。しかし、現実にはそういう医師もいます。ここ数年では医師や医学部の学生が、世間をにぎわせる事件も多く、とても残念です。

じつは私の長男も、私立医大を卒業して現在は大学病院で脳外科医をしています。大学に入学した時に、保護者対象のガイダンスに参加しました。その時、大学側から最初に言われたことが、「お子さんをしっかり叱ってください」だったのです。これには驚きました。はじめは意味がよくわからないぐらいでした。

何でも大学の講師が強く叱ったら、次の日から来なくなってしまった学生がいたということです。そして母親が大学にやって来て、「あの子は叱られたことがないんです」と堂々と言ったそうで……。

甘やかされている学生が多く、学生食堂でもパンを食べ散らかしてゴミもテーブルに置きっぱなし。つまり人として当たり前のことができない。叱られたり注意されたりすると、すぐに傷ついてしまう。

そういう経験から、大学は「まず家庭でしっかりしつけをてください」と伝えたかったわけです。そんなレベルから大学教育をはじめるのかと、本当に衝撃を受けました。おそらく「医学部に入るために勉強だけしていればいいよ」と育てられてきた学生も多いのでしょう。

わが家では、長男が医学部に入ることを願っていたわけではありませんから、特別扱いをせずに普通に育てました。本人の自らの希望で医学部を挑戦したのです。

しかし私立大学の医学部は、授業料が非常に高額になります。浪人して合格した私立大学でしたが、長男はもう一年浪人して、学費の負担が軽い国立をめざすと言いました。そこで私は、次のように宣言したのです。

うちは開業医ではないから、別に跡継ぎが必要なわけではない。俺にはおまえを医者にする必要はないし、おまえもなる必要はない。それでもおまえ自身が本当に医者になりたいというなら、お金は何とかする。それは、おまえのための金ではなくて、これから社会にいい医者を送り出すための投資なんだ。それだけは覚えておけ。

さらに、三つの約束をしようと提案しました。一つは、卒業したら当直のある科を選ぶ。二つ、忙しい科を選ぶ。三つ、人がやりたがらない科を選ぶ、この三つだけはちゃんと守れよ、とも話しました。

長男はまだまだ未熟なので、本当に社会にいい医者を送り出せたかどうかはわかりませんが、なり手がとても少ない脳外科を選んで約束を守ってくれました。

医師は甘い職業ではない。必ずそれを理解して実践してくれると思っています。

少し厳しい言い方をしましたが、多くの若い医師は熱意をもって仕事に取り組んでいます。はじめから奉仕の精神を持っていなかったとしても、仕事をするうちに芽生えてくることもあります。

最近は医学部の教育の中で、患者さんへのあいさつや接し方もきちんと教えているようで、しっかりしたあいさつのできる若い医師が増えています。患者さんと向き合った時にまず、「医師の●●です。どうぞよろしくお願いします」とあいさつができることは、非常に頼もしいことです。

私が医学生の頃はそんなことは教わらず、まず自己紹介をするということに思い及びませんでした。ですから、「今の医学生や若い医者は……」と文句ばかり言うつもりはありません。見習いたい部分もたくさんあります。

結局、医師になってどんな仕事ぶりを見せてくれるのかが大事。医師をめざす若者たちに期待しています。

私の医学生時代

私は裕福な医者の息子ではありませんでしたし、私が医学生だったのはもう40年以上も前のことで、時代は大きく変わっています。が、振り返ってみると、自分の医学生時代は甘えとは無縁な無骨なものでした。

医師を、お金がもらえる職業だとか、食いっぱぐれがないとか、社会的地位が高くてエライとか、そんなこともまったく考えていませんでした。社会のためになる、患者さんたちのためになる、という想いだけでした。特に私の理想が高かったというわけではなく、多くの学生は同じように使命感を持っていたと思います。

医学生はモテる、という発想もありませんでした。弘前でも、中には近くの女子大と熱心に合コンをする学生もいましたが、私はラグビーでそれどころではありません。そんなところに出かけるヒマもありませんでした。女性とスマートにコミュニケーションを取るよりも、スポーツなど自分で「やってみよう！」と興味を持ったことに突き進むタイプで、たとえ合コンに参加していたとしてもまったくモテなかったと思います。

ふり返ってみれば、私が興味を持っていたのはお金や女性とはまったく関係のないことばかり。へき地の先生を訪ねる旅、施設でのボランティア、難病患者さんたちとの交流と、「どんな医師になるか」を考えさせられることをいつも模索していたのです。どれも、医師としての私に影響を与えてくれました。

私は何も、「医学生なら自分と同じ経験をしてみろ」と言うつもりはありません。でも、これらの経験があったからこそ、私の「医師としてのあり方」が定まりました。ですから医学生のうちに、社会と関わる経験を積極的にしておくのはいいことだと思います。

医者の理想像はニセ医者？

患者さん優先の考え方で、患者さんに不安を与えないようにするのが医師の務めです。患者さんは心身のどこかに不調を感じていますし、医師という立場の人間に対して「怖い」

「エライ人なんだ」と構えてしまう方もいらっしゃいます。ですから、こちらから働きかけて安心していただくことが大切。ただ、その気遣いには技術が伴わなければなりません。

患者さんにとっての医者の理想像はニセ医者なのです。ニセ医者は自分に技術がないから、必要以上に丁寧に説明をします。患者さんは「丁寧で親切なお医者さんだ！」と安心するかもしれませんが、ニセ医者は、本当は患者さんを欺くために「自分は専門家で、よくわかっている」というふりをしているということです。

技術が伴わなければ、どんなに患者さんに気遣いをしても本当に治療することにはなりません。たとえばニセ医者なら、セカンドオピニオンを求められたら困ってしまいます。しかし表面的な親切ではなく、本当に心のある医者で、自分の診断に自信を持っているなら、快く「どうぞ」と言えるものです。

ひと口に医者と言っても、その力量はまったく違います。もちろん、熱心に勉強していても経験が伴わないために、まだ力不足ということもあります。そういう場合には、自分が未熟であることを自覚することが大切です。

医師は患者さんの人生を左右する可能性がある、そのぐらい責任が重い仕事です。ですから自分ひとりで抱えずに、未熟だという自覚があればなおさら、周りと相談しながら治療にあたってもらいたいと思います。

特に当院のような総合病院には、それぞれの専門医がたくさんいるわけです。内科で診た患者さんにちょっと疑問点があれば、他の科の先生にも相談する。そうやって協力し合えば、個人としては未熟であっても、病院としてのレベルは保たれて患者さんに適切な治療を提供できます。そうやって経験を積みながら、医師は成長していってほしいものです。

チーム医療

昔から医療は、医師だけでなく看護師や放射線技師、栄養士、薬剤師、作業療法士、など大勢のスタッフたちが協力し合って行うものですが、最近では特に「チーム医療」と言われてその大切さにより注目が集まっています。

以前のチーム医療は、ピラミッドの頂点に医師がいて、その下にスタッフたちがいるようなイメージでしたが、今のチーム医療はみんなが平面上にいて、その中心に医師がいてまとめていくイメージです。医師以外のスタッフの専門性や役割の重要性が理解されてきているのだと思います。

しかし、いつまでも自分がピラミッドの頂点にいると勘違いしている医師もいます。さらには医師によるパワハラもあります。必要以上に怒られたり、人格を否定されるようなことを言われたりして悩む看護師やスタッフも多いのです。

これもやはり、難関の医学部受験を突破したのだからエライという自負や、医師という職業のおかげで世間から一目置かれることによる、間違ったプライドが医師を傲慢にさせているからだと思います。

そんなことより、「患者さんのために」という医師の使命を思い出してほしいものです。ひとりの患者さんの健康を取り戻してサポートしていくには、医師だけの力では足りません。チームの専門家一人ひとりが力を発揮し、協力してはじめて患者さんへの十分なケアができる。医師はチームをまとめる立場であっても、それぞれの専門性には及びません。

みんなを尊重しながら、意見をよく聞いてチーム力を発揮するべきなのです。

横浜総合病院では、医師以外の医療スタッフに、かなり仕事を任せています。たとえば抗生物質についての知識などは、医師より薬剤師の方がずっと豊富です。ですから、病棟で抗生剤を選択する時には、医師だけでは判断せずに薬剤師と相談することを推奨しています。

今までは医師が指示を出していた細菌の培養検査なども、薬剤師が指示を出して、後から医師が承認するかたちにすればいいと伝えています。ルール上は医師が指示を出さなくてはなりませんが、そこは「後からの承認」という形で融通を利かせ、薬剤師の判断で薬剤師が「この患者さんには発熱があって咳もしていますから、痰の培養をします」と指示を出す。自分の専門分野では、医師に遠慮することなどないのです。

当院の薬剤師たちは感染対策チームをつくっていて、感染症に関してはかなり医師に対して意見を言っています。医師に言われたとおりに働くというのではなく、自分たちの専門性を武器に、患者さんのためになることなら医師にも意見することができる、という体制をとっているのです。

理学療法士・作業療法士・言語聴覚士からなるリハビリテーション科も、非常に高いモチベーションで、365日体制で患者さんのリハビリをサポートしています。患者さんにとっては盆暮れ正月はないのだから、こちらもそれに付き合って365日リハビリをしようというコンセプトで行っています。

リハビリが必要な入院患者さんには、どんなリハビリをしたらいいか医師からリハビリについてのオーダーが出されることになっています。ですが、リハビリテーション科の方で患者さんの様子を把握していて「このオーダーは必要ない」と判断されれば、そのリハビリを取りやめることができます。あるいは逆に「この患者さんのリハビリは足りない。もっと必要だ」と判断されれば、リハビリテーション科の方でオーダーを提案し、やはり後から医師の承認を得ればいいことになっています。

こんな風に医師以外のスタッフにも権限を持ってもらうことは、彼らのモチベーションアップにつながり、よりそれぞれの専門性も高まっていくと考えています。最終的に医師がちゃんとまとめるということを前提にすれば、スタッフみんなに自分の専門性を十分に発揮してどんどん意見を出してもらえばいいのです。

スタッフたちが自分の専門性に自信を持って、モチベーション高く仕事をしてくれることは、質の高い医療につながります。彼らが病院の中で井の中の蛙にならず、外から刺激を受けてまたやる気を出してくれればうれしいと思い、当院では全国の学会にも積極的に参加するように促してもいます。

学会では、誰かひとり発表するのなら、あと2人分、合計3人分の出張費を出すからどんどん行きなさいと。半分、観光のような気分でもいいのです。外の世界を見て、いろいろな研究発表に刺激を受けて、それを病院での働きにフィードバックをしてくれれば。

それぞれの専門性に、医師はかなうわけがありません。ですから医師はチェスの駒のようにスタッフを動かすのではなく、オーケストラの指揮者になって、それぞれ個性のある楽器をまとめ上げるつもりで、スタッフと向き合うといいと考えています。

そして、「スタッフあってこその医師」であることを自覚し、まわりのサポートに感謝しましょう。

利尻島への想い

ここまで、医師という仕事について一般的に語ってきましたが、そうした基本姿勢をおさえつつ、さらに自分自身がめざす医師像というものをそれぞれが持っていると、さらに仕事に打ち込めると思います。

私の場合は、それは「へき地医療に貢献することのできる医師」です。

満足な医療サービスを受けられないへき地。私が生まれ育った利尻島もそうでした。そして、そんな利尻島には、深い愛着があります。

利尻島は私の原点です。今から60年以上も前に大阪からやって来た両親が、地域のみなさんと共に生き、貢献し、教育のタネをまいた場所です。自分の両親のことで恐縮ですが、思い切りと大変な努力があったからこそ、利尻島に受け入れられてお役に立てたのだと思います。本当に素晴らしいことだと尊敬しています。

両親が利尻島にまいて育てたタネを受け継ぐのは、やはり私だと思うのです。自分が持っている「医師」という立場から、利尻島に対して両親と同様に貢献しなければならないという想いが強くあります。そうした想いがきっかけで、利尻島であれどこであれ、地域貢献がミッションだという気持ちが芽生えました。

ですから、横浜総合病院という地域と共に歩む病院で働くことができ、院長としても病院の方向性を考える立場にいられることを大変幸せに感じています。もともとは利尻島に帰ってへき地医療に取り組もうとしていた情熱を、今は横浜北部のこの地に注ぎ込むことができるのですから。

しかし、利尻島への想いが消えてしまったわけではありません。ＩＴの発達により、横浜に居ながらにして利尻島の医療に貢献することもできるのではないかと考え始めています。たとえば利尻島にＭＲＩを入れて、定期的に住民の健康をチェックする。その結果を横浜で診断して、いろいろな病気の予備軍を拾い上げるのです。

今のところは夢みたいな話ですが、技術の進歩は目覚ましいので、案外近い将来に実現できるかもしれません。

現在は年に1回、利尻島で認知症や健康管理の講演を行っています。ふるさと納税もしています。利尻富士町の医師を目指す奨学生第一号に選んでいただいたことに対する感謝を、ずっと何かのかたちで表現していきたいと考えています。

もしいつか、横浜総合病院が地域医療の中核として確固たる信頼を築き、病院全体に完全に「心技一如」で地域貢献する理念が伝わったら、私はここを退いて利尻島に帰る選択肢もあると思っています。

できるなら島民全員のカルテをつくり、定期的にすべての人を病院に呼んで検査する。そんなことができたら、へき地ならではの医療ハンデを少しでも減らせて、自分の生まれ故郷にご恩を返せることになるかもしれません。

それが私の最終的な目標です。

人それぞれ性格、育ち方、経験などから、同じ医師であっても持てる目標はさまざまだと思います。ただ、そのさまざまな目標には「貢献」という絶対的な土台があってほしい。

貢献を忘れずに熱意をもって働ける医者こそ、たくさんの人に求められています。医師としてのプライドを持つのなら、高給や社会的地位などではなく、「人さまのために働く」ということにプライドを持てるといいと思います。

もちろん、私自身もまだまだです。医療関係者のみなさんと一緒に、成長していきたいと思っています。

おわりに

私の病院での一日は、朝8時頃にはじまります。
まず院長室でさまざまな雑務を片づけ、外来診療。
外来診療のない水曜日には、8時からリハビリテーション科とのカンファレンス。
外来の後は病棟をまわり、
関連施設である特別養護老人ホーム緑の郷へも回診にも行きます。
さらに理事長・病院長としての対外的な活動も多数あり、外出も頻繁です。
医師になって40年、丸一日休むことはほとんどないような毎日を送ってきました。
それでも、それを「つらい」とか「面倒だ」と感じたことはほとんどありません。
なぜなら、私は医師になりたくてなったから。
この仕事をやりたくてやっているのですから。
医療は、尊い命と直接関わっている分野です。
ですから、命ある私たち人間は、医療と一生無関係で過ごすことはできません。

誰にとっても身近なものだけに、医療はさまざまな問題を提起し、人生のいろいろな場面で重要な役割を果たすのだと思います。

そんな医療に従事する私たち医師は、何を考え、何をめざし、何をすればいいのか。

その問いを常に続け、時代や人の価値観の変化にも対応しながら「患者さんを助ける」ことを第一に働くだけです。

今後は、地域医療やへき地医療にも、もっと関心を寄せていくつもりです。

とはいえ、まずは横浜総合病院が地域のみなさんから本当に愛され、信頼される病院になること。

それを目標に歩みを進めていきます。そしてへき地医療に関しても、多くのみなさんに関心を持っていただき、医療格差が是正される日を信じて私なりにできることをさがしていきます。

人間には等しく尊い命が与えられていることを肝に銘じながら、これからも引き続き真摯に命と向き合っていきたいと考えています。

２０１９年３月

横浜総合病院　院長　平元周

著者略歴

平元 周（ひらもと まこと）

医師・医学博士。1954年北海道利尻島生まれ。1979年弘前大学医学部卒業後、聖路加国際病院脳神経外科、北品川病院脳神経外科勤務を経て、1989年横浜総合病院脳神経外科副部長に。1992年同病院脳神経外科部長・救急部長を経て2004年同院院長に。2006年には、医療法人社団緑成会理事長にも就任。救急医療専門医。脳神経外科専門医。

命についての本当の話

2019年3月15日 〔初版第1刷発行〕

著　　者　平元周
発 行 人　佐々木紀行
発 行 所　株式会社カナリアコミュニケーションズ
〒141-0031　東京都品川区西五反田6-2-7
ウエストサイド五反田ビル3F
TEL　03-5436-9701　FAX　03-3491-9699
http://www.canaria-book.com/
印 刷 所　株式会社クリード

取材・文／尾﨑 久美
編集協力／長谷川 華
装丁・本文イラスト・DTP制作／津久井直美

ISBN978-4-7782-0449-5　C0095